MON CAHIER STOP AU SUCRE !

MARIE-LAURE ANDRÉ

ILLUSTRATIONS : MADEMOISELLE ÈVE (INTÉRIEUR)
ET ISABELLE MAROGER (COUVERTURE)

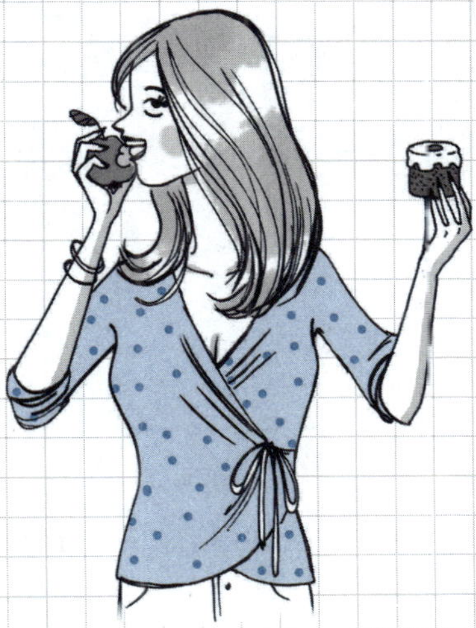

SOLAR
EDITIONS

SOMMAIRE

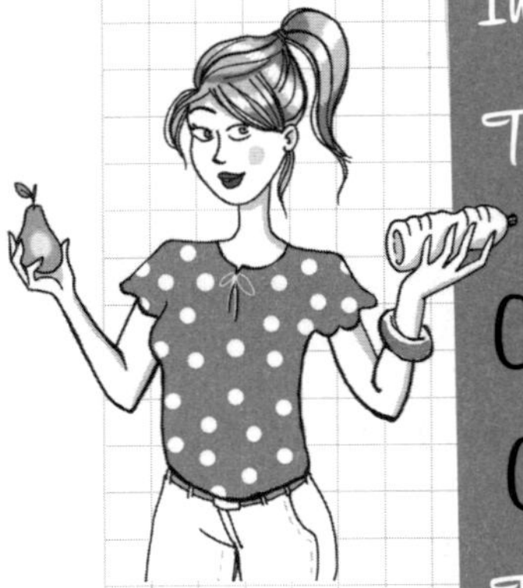

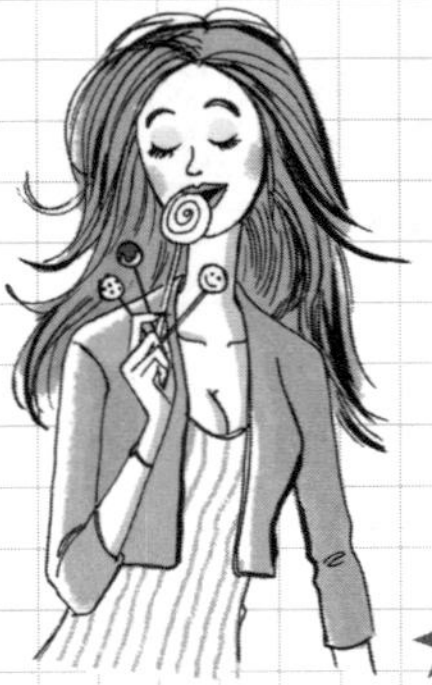

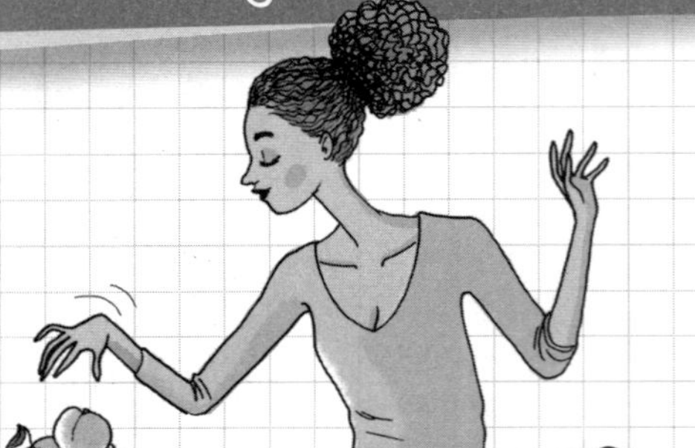

Introduction

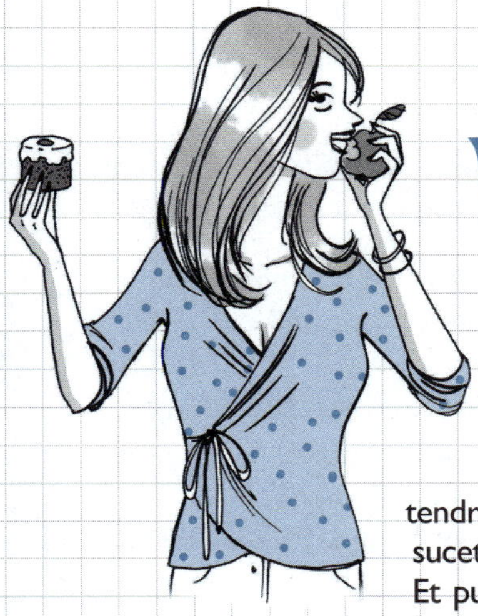

Vous ne dites jamais « non » quand on vous propose un biscuit ou un chocolat ? Vous terminez systématiquement vos repas par un dessert ou une petite touche sucrée ?

Et si vous étiez accro au sucre ? Réfléchissez bien : comment vous sentez-vous sans votre (ou vos) dose(s) de sucre quotidienne(s) ? Fatiguée ? De mauvaise humeur ? Parfois même un peu irritable, voire carrément irascible ?

À qui la faute ? Nous sommes gavés de sucre depuis notre plus tendre enfance : rappelez-vous les bonbons « récompense » et les sucettes qu'on vous offrait pour vous consoler de vos petits bobos… Et puis, le goût sucré est inné. Comme la plupart d'entre nous, vous êtes sans doute tombée dans la marmite il y a bien longtemps ! Encore aujourd'hui, avec le rythme effréné de votre vie quotidienne, ne compensez-vous pas un peu (beaucoup) votre stress avec du chocolat ?

Un soda bien frais en été, une bonne glace après la plage, un chocolat chaud pour se réchauffer en hiver près de la cheminée, c'est tellement bon… On consomme des produits sucrés à tout âge, à toute saison, alors pourquoi y aurait-il un problème avec le sucre ?

Le problème c'est qu'on en mange trop ! Nous consommons entre 70 et 100 grammes de sucre par jour, notamment caché dans les laitages, les sodas, les biscuits, les friandises, les glaces… ce qui représente de 25 à 36 kilos par an ! Et plus on en mange, plus on en a envie, croyez-moi ! Sans oublier les céréales raffinées : la farine subit tellement de transformations industrielles pour devenir ultra-blanche qu'elle devient aussi nocive que le sucre lui-même !

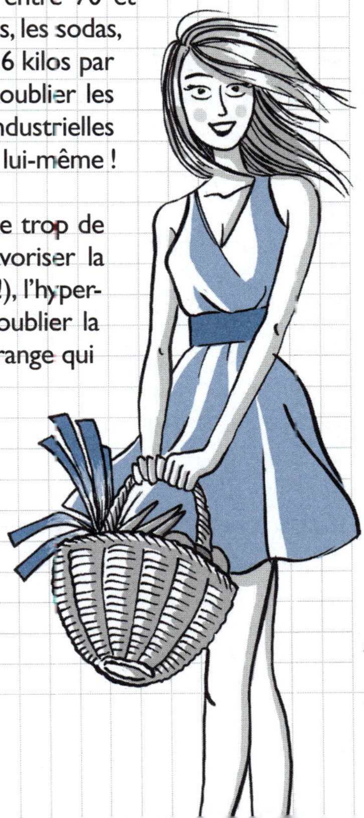

Alors, il est grand temps de réagir et de dire « stop » ! Parce que trop de sucre ajouté et raffiné, c'est s'exposer au risque de diabète, favoriser la formation de caries dentaires, l'apparition d'acné (parfois sévère !), l'hyperactivité ou, au contraire, la fatigue, les troubles digestifs… Sans oublier la silhouette qui s'empâte au fil des années et cette vilaine peau d'orange qui nous gâche la vie…

Pour vous aider à réduire progressivement et sans douleur votre consommation de sucre, je vous propose un programme de « désintox » facile à suivre. Débarrassez-vous de vos mauvaises habitudes en 3 semaines seulement et reprenez le contrôle de votre alimentation. Vous y gagnerez en vitalité, vous retrouverez une belle peau, davantage de tonicité et, en prime, votre cellulite va fondre… Il n'y a plus qu'à essayer pour être conquise.
C'est parti !

Test : Suis-je accro au sucre ?

Quel est votre rapport au sucre ? En consommez-vous de manière compulsive ou juste pour le plaisir ? Évaluez votre niveau d'addiction au sucre grâce au test qui suit. À vos stylos !

Votre petit déjeuner habituel est constitué de…

▲ Biscuits ou viennoiseries.
● Céréales sucrées ou spécial « ligne ».
◆ Pain complet avec du beurre et/ou du fromage.

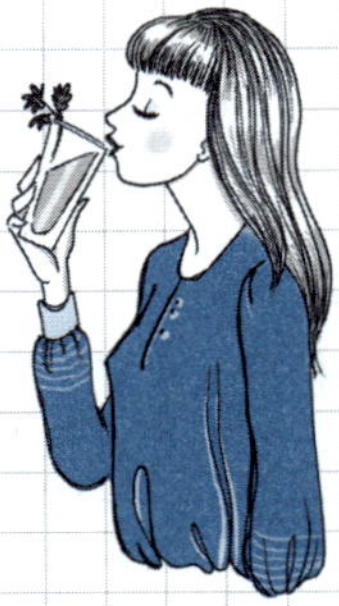

Vous buvez vos boissons chaudes (café, thé, infusions)…

▲ Avec 2 sucres, c'est le minimum !
● Avec 1 sucre maximum.
◆ Sans sucre.

Vous buvez des boissons sucrées (soda, jus de fruits sucré, sirop + eau)…

▲ Tous les jours.
● 2 ou 3 fois par semaine.
◆ 1 fois par semaine maximum.

Pour vous, un dessert, c'est…

▲ Toujours quelque chose de sucré : un laitage sucré, une glace, une part de tarte…
● Un laitage nature avec un peu de sucre.
◆ Un fruit.

Vous avez un petit creux dans l'après-midi…

▲ Vous avez toujours des biscuits qui traînent dans votre sac.
● Un fruit frais, un morceau de chocolat… et ça repart !
◆ Vous dégainez votre bouteille d'eau (effet coupe-faim garanti !)

À table, vous préférez manger…

▲ Du pain ultra-blanc ou du pain de mie.
● Un bon pain de campagne.
◆ Du pain complet, voire carrément intégral.

Pour vos déplacements en train ou en voiture…

▲ Vous faites vos provisions de friandises et de boissons sucrées.
● Vous achetez un panini sur votre trajet ou au wagon-bar.
◆ Vous avez prévu une belle salade composée.

Votre journée de travail a été particulièrement stressante. De retour à la maison…

▲ Vous vous détendez avec une grosse part de gâteau ou de glace.
● Vous buvez une boisson chaude et savourez un carré de chocolat ou un petit biscuit.
◆ Vous allez faire du sport pour vous défouler ou allez chercher du réconfort auprès d'un(e) ami(e).

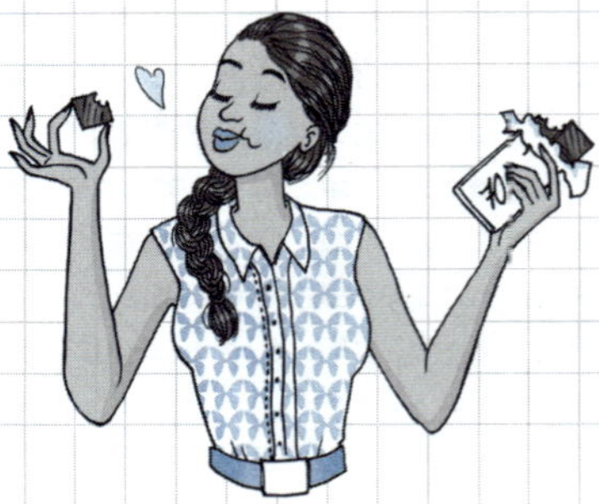

Il est 20 heures, le repas n'est pas prêt et vous êtes trop fatiguée pour vous mettre aux fourneaux…

▲ Vous ouvrez le placard et le frigo, et engloutissez tout ce qu'il y a de sucré.

● Vous commandez une pizza et l'accompagnez de salade verte.

◆ Vous composez un petit repas équilibré avec les restes et terminez avec un fruit.

Vous êtes invitée à manger chez des amis, et le dessert se limite à une simple salade de fruits…

▲ Vous vous sentez complètement frustrée et espérez que le café sera accompagné de mignardises au chocolat.

● Vous êtes un peu déçue, vous auriez préféré une bonne tarte aux pommes.

◆ Aucun problème, vous partagez un bon moment entre amis, peu importe le menu !

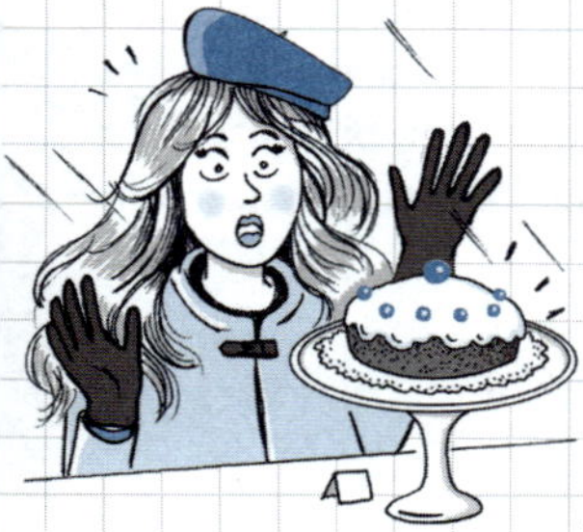

Faites les comptes !

▲	●	◆
6	3	1

Vous avez une majorité de ▲ : *Vous êtes sans conteste une « sucre addict » !*

Vous êtes « un bec sucré » jusqu'au bout des ongles et compensez chaque contrariété par une petite douceur. Pas de panique : le programme qui vous est proposé vous sera grandement profitable et votre dépendance aux produits sucrés ne sera plus qu'un mauvais souvenir d'ici quelques semaines, soyez-en certaine. À vous le ventre plat !

Vous avez une majorité de ● : *Vous êtes une gourmande raisonnable !*

Vous l'avouez : vous aimez le sucre ! Mais comme vous êtes certainement sensible à l'équilibre alimentaire, vous vous raisonnez pour en limiter la consommation. Le programme qui suit vous permettra de développer de nouvelles stratégies pour vous débarrasser définitivement de vos compulsions sucrées et réduire de façon significative votre consommation de sucres raffinés. Parole de diététicienne !

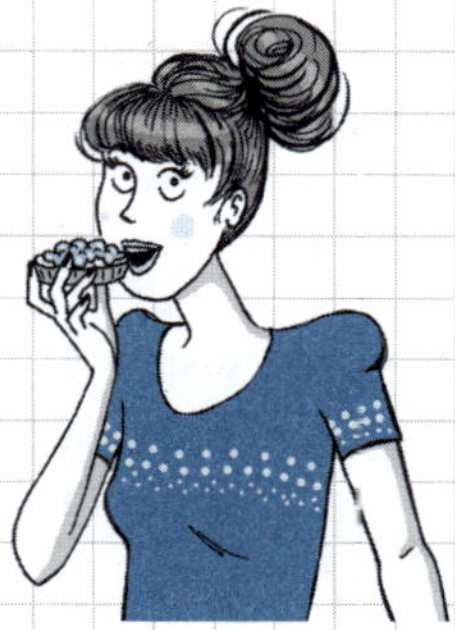

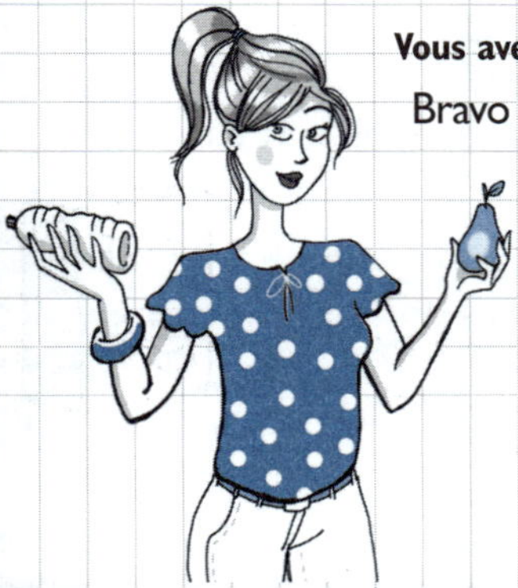

Vous avez une majorité de ◆ : *Vous êtes plutôt du genre « consommatrice plaisir » !*

Bravo ! Votre dépendance au sucre est plutôt faible et vous n'êtes pas spécialement attirée par les aliments sucrés. Le programme que je vous propose de suivre est dans la lignée de ce que vous faites déjà, et il vous permettra aussi d'adopter une alimentation saine et équilibrée pour garder la ligne, la santé et la forme !

Chapitre 1

Pourquoi le sucre me rend « addict » ?

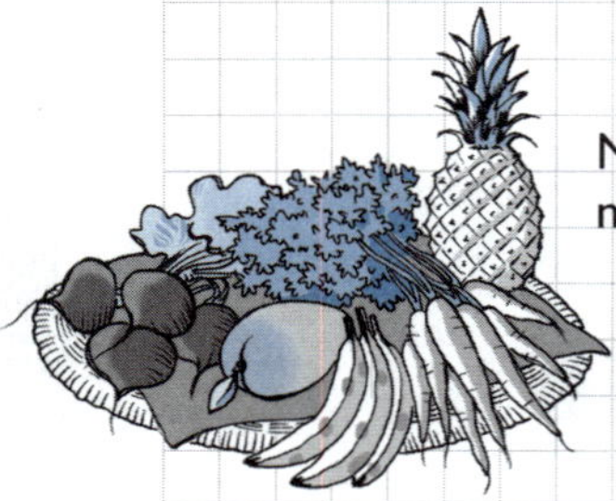

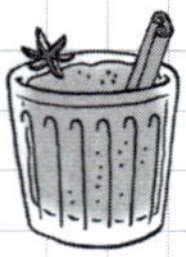

Notre consommation de sucre ne date pas d'hier : l'homme en consommait déjà il y a plus de 4 000 ans sous forme de miel. Les techniques de raffinage sont arrivées bien plus tard ! Associé aux plaisirs de la table, le sucre est, pour beaucoup d'entre nous, synonyme d'énergie… Mais qu'en est-il vraiment ?

Le sucre : quel est son rôle dans l'organisme ?

On entend dire : « Le sucre est indispensable à la vie ». Et pour cause : c'est le carburant du cerveau ! Oui, mais il y a sucre *et* sucre : certains, tels que l'amidon des céréales ou le sucre des fruits, participent effectivement à l'équilibre alimentaire, tandis que d'autres, notamment le sucre de table, n'ont pas de réel intérêt en nutrition, hormis le plaisir que leur consommation procure !

À retenir : Les sucres ont un rôle énergétique dans l'organisme (1 gramme de sucre fournit 4 calories).

Le sucre appelle le sucre !

Une fois avalés, tous les sucres (appelés aussi « glucides ») sont dégradés en petites molécules de glucose par les enzymes digestives avant d'être absorbés au niveau de l'intestin grêle. Ce glucose passe ensuite dans le sang, ce qui fait monter la glycémie (c'est-à-dire le taux de sucre dans le sang).

Le pancréas sécrète alors une hormone, l'insuline, dont le rôle est de faire revenir la glycémie à un taux d'environ 1 g/litre. Sans insuline, le glucose ne peut pas être assimilé par les cellules de l'organisme. Le glucose est utilisé comme « carburant » par les muscles, ou mis en réserve dans le foie, et la glycémie revient ainsi progressivement à la normale.

Le hic, c'est que certains glucides ont un impact désastreux sur la glycémie : le sucre de table, le riz ou le pain blanc, par exemple, l'élèvent de façon disproportionnée. On dit qu'ils ont un « index glycémique (IG) élevé ». D'autres au contraire, comme les lentilles ou les fruits rouges, élèvent peu la glycémie. On dit qu'ils ont un « index glycémique faible ».

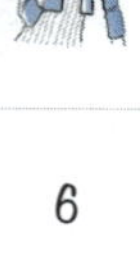

À retenir : C'est le **glucose** qui est indispensable à la vie, pas le sucre de table !

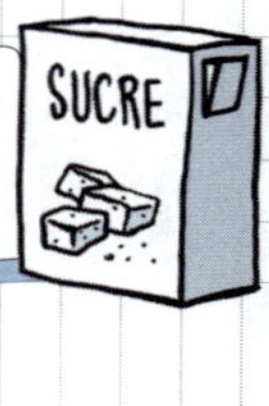

Là où ça se corse, c'est que ce pic d'insuline créé par les aliments à index glycémique élevé est suivi d'une baisse brutale de la glycémie, ce qui entraîne généralement des compulsions sucrées ou d'affreuses fringales dont on peut difficilement se défaire sans avoir englouti la moitié d'un paquet de biscuits ou la plaquette de chocolat qui traînait dans le placard… Voilà pourquoi on dit que le sucre appelle le sucre : plus on en mange, plus on en a envie !

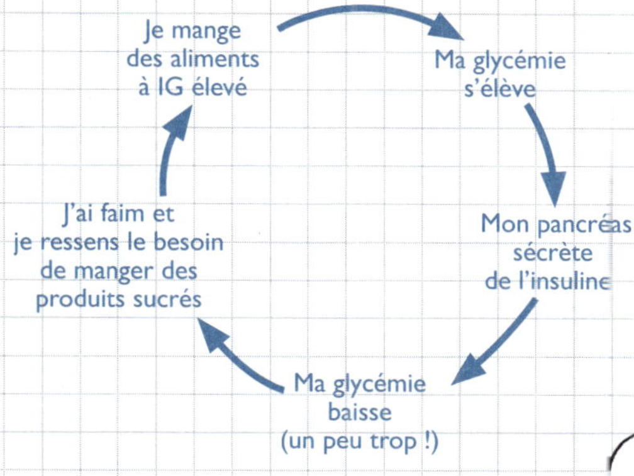

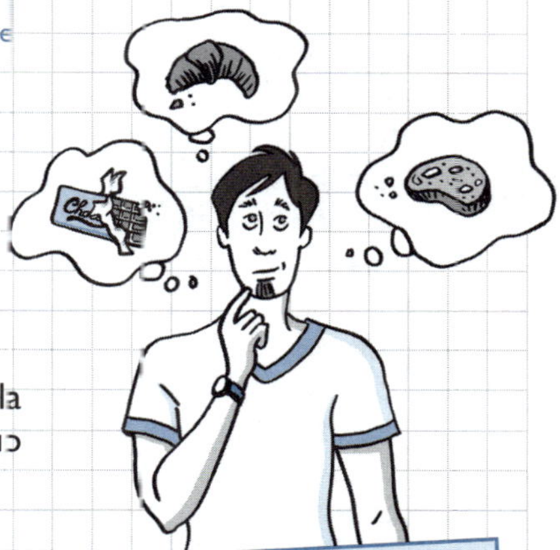

Une énergie éphémère…

Les sucres à IG élevé donnent une sensation d'énergie immédiate : dès que vous en mangez, vous vous sentez en pleine forme, gonflée d'énergie. Mais, très vite, la glycémie baisse, et vous ressentez à nouveau un (gros) coup de fatigue. Il s'agit donc d'un leurre !

… qui favorise la prise de poids

L'insuline sécrétée lors de la consommation des glucides a aussi pour rôle de mettre les graisses en réserve. Plus vous mangez sucré, plus votre pancréas sécrète de l'insuline, et plus vous stockez du gras… C.Q.F.D.

Le sucre n'est pas toujours à bannir !
En cas d'activité physique soutenue et/ou prolongée, le fait de consommer un produit sucré (fruit sec, barre de céréales…) permet d'obtenir un coup de peps appréciable… Mais à quand remonte votre dernier 400 mètres ?

Faut-il supprimer tous les sucres ?

Bien sûr que non ! Les sucres (les glucides en général) fournissent l'énergie dont l'organisme a besoin. Il s'agit donc plutôt de trier les glucides. L'objectif est de **réduire** (ou même de supprimer pour les plus courageux !) **le « sucre ajouté »**, présent à outrance dans les biscuits, les glaces ou les sucreries, et, plus généralement, tous les glucides à index glycémique très élevé (les céréales raffinées comme le pain de mie ou le riz blanc), qui entraînent un goût de « reviens-y ». Pour cela, un bon coup de balai dans vos placards s'impose : ces aliments ont le même impact que le sucre de table sur la glycémie !

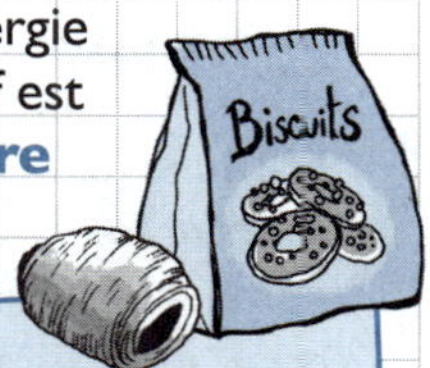

Et le sucre des fruits ?
Les fruits ont généralement un IG bas, on pourrait donc penser qu'on peut en manger sans compter… Erreur ! Le fructose qu'ils contiennent est acheminé jusqu'au foie pour y être dégradé en glucose, processus qui aboutit à la formation de graisses. Il ne faut donc pas abuser des fruits dans l'alimentation.

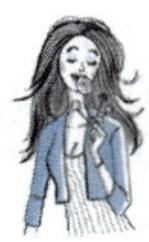

Petit abécédaire des différents sucres

Saccharose, lactose, fructose… Vous êtes perdue avec tous ces mots en « -ose » ? Ces quelques définitions très simples éclaireront votre lanterne, et vous deviendrez incollable en matière de sucres.

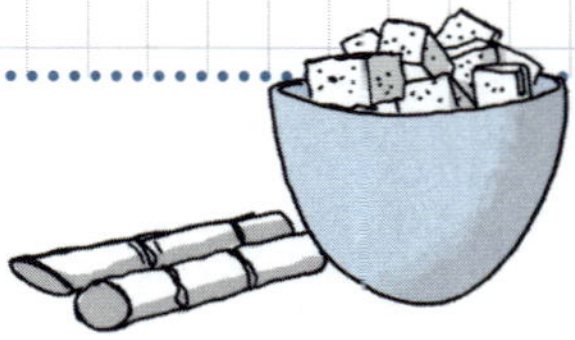

Amidon : Glucide composé de nombreuses molécules de glucose, tel un collier de perles, présent dans les céréales, le pain et les légumes secs. L'amidon fait partie des sucres à privilégier pour rester en forme. À bon entendeur…
Cellulose : Glucide présent dans les végétaux, et plus précisément dans leurs fibres. À ne pas confondre avec « cellulite ».
Dextrose : C'est l'autre nom du glucose, tout simplement !
Édulcorant : Produit ou substance ayant un goût sucré. Si l'aspartame fait partie des édulcorants de synthèse, le sucre, quant à lui, est un édulcorant naturel puisqu'il répond à la définition officielle.
Fructose : Sucre majoritairement présent dans les fruits. Attention, consommé en excès, il a la fâcheuse tendance à se transformer en graisses.
Galactose : Glucide présent dans le lait (qui a certainement donné son nom au célèbre chocolat blanc Galak®, riche en lait).
Glucides : C'est le terme générique des sucres. Les glucides regroupent l'amidon, le glucose, le fructose…
Glucose : Sucre présent dans le sang, issu de la digestion des glucides (amidon, saccharose…). Le glucose est aussi naturellement présent dans les fruits et les légumes.
Glycémie : Taux de sucre (glucose) dans le sang. La glycémie normale est d'environ 1 g/litre.
Index glycémique : Valeur mesurant la capacité d'un aliment à élever la glycémie.
Lactose : Sucre du lait (au goût pas du tout sucré !), composé de galactose et de glucose.
Saccharose : C'est le sucre de table provenant de la canne à sucre et de la betterave sucrière, à réduire au strict minimum ! Le saccharose est composé de fructose et de glucose.
Sucre ajouté : Matière sucrante (sucre de betterave ou de canne, mélasse…) généralement raffinée, ajoutée par les industriels à de très (trop) nombreux produits alimentaires. Reléguez-le aux oubliettes !
Sucre raffiné : Sucre de table ou aliment riche en glucides, comme la farine qui a subi une transformation industrielle pour devenir plus blanche que blanche… et vide de tout intérêt nutritionnel. À la poubelle !

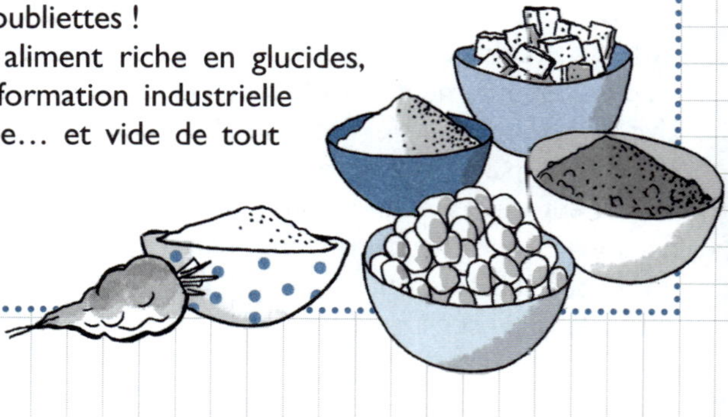

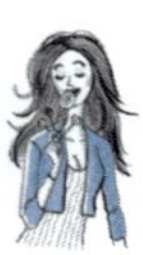

Le sucre et moi : une longue histoire

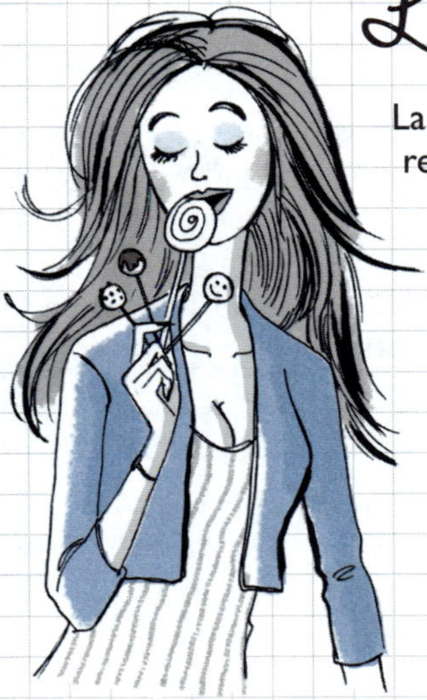

La saveur sucrée est innée : tous les bébes acceptent le sucre et rejettent les aliments au goût acide ou amer ; ils ne le disent pas avec des mots mais avec des mimiques ou des grimaces très éloquentes. Finalement, manger du sucre serait presque… naturel !

Le sucre récompense

Plongez dans vos souvenirs : comment étiez-vous récompensée quand vous aidiez votre mère à faire la vaisselle ou quand vous rameniez des bonnes notes de l'école ? Avec un bonbon ? Un chocolat ? Un petit gâteau ? Le sucre est une récompense parce qu'il nous fait du bien. Et c'est prouvé : les produits sucrés déclenchent la sécrétion de sérotonine et de dopamine, ces fameuses hormones du plaisir. Le sucre, c'est bon et ça rend heureux !

Le sucre réconfort

Plus tard, toujours à cause de l'association entre sucre et plaisir, nous compensons nos petits tracas de la vie quotidienne, nos montées de stress et autres angoisses en mangeant du sucre. Une contrariété ? Hop, je mange quelques biscuits pour m'apaiser ! Le taux de dopamine monte, je me sens mieux… Mais mes soucis sont toujours là !

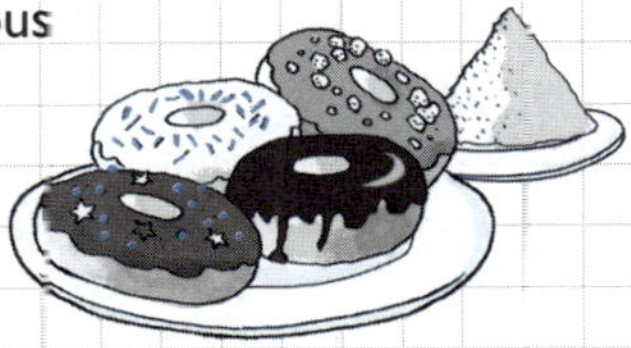

Le sucre : une drogue légale ?

Selon la définition issue du dictionnaire, une drogue est « une substance psychotrope naturelle ou synthétique, qui conduit au désir de continuer à la consommer pour retrouver la sensation de bien-être qu'elle procure ». S'il est un peu fort de comparer le sucre à une drogue puisqu'il ne perturbe pas réellement le psychisme, les produits sucrés relèvent certainement de l'addiction : non seulement ils procurent un plaisir immédiat, mais ils déclenchent parfois de véritables compulsions – vous savez, cette irrésistible envie d'y revenir – et, parfois même, de véritables pertes de contrôle !

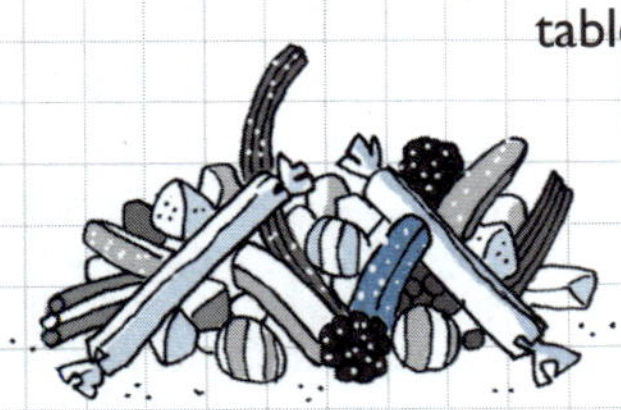

Selon certaines études menées sur des rongeurs, le sucre serait plus addictif que la cocaïne !

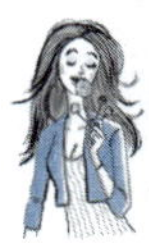

Je calcule ma consommation de sucre ajouté

Vous ne mangez pas certains aliments tous les jours ? Faites des moyennes !

Vous connaissez maintenant votre rapport au sucre (sucre addict, gourmande ou simple consommatrice plaisir). Je vous propose ici de quantifier votre consommation de sucre ajouté et, surtout, de la visualiser en morceaux de sucre, c'est beaucoup plus parlant !

Aliments	Quantité de sucre ajouté	Nombre de parts consommées	Quantité totale
Biscuits secs (2 unités = 20 g)	7 g	4	
Bonbon ou caramel (à l'unité)	5 g	10	
Cake ou quatre-quarts (1 part = 50 g)	15 g	0	
Céréales du petit déjeuner (40 g)	12 g	0	
Chocolat (1 carré = 10 g)	5 g	2	
Compote classique	8 g		
Confiture (1 cuillerée à soupe)	8 g		
Glace ou sorbet (2 boules)	15 g		
Jus de fruits, avec sucre ajouté (1 verre de 20 cl)	8 g		
Laitage sucré : yaourt, flan, crème dessert…	10 g	3	
Miel (1 cuillerée à café)	5 g		
Pain au chocolat ou croissant	8 g		
Pâte à tartiner chocolatée (1 cuillerée à café)	5 g		
Pâtisserie/gâteau	20 g		
Snack sucré (Mars®, Snickers®…)	20 g		
Soda (1 grand verre = 20 cl)	20 g		
Sucre en morceaux (à l'unité)	5 g	4	
Sucre en poudre (1 cuillerée à café)	5 g		
Verre de sirop	10 g		

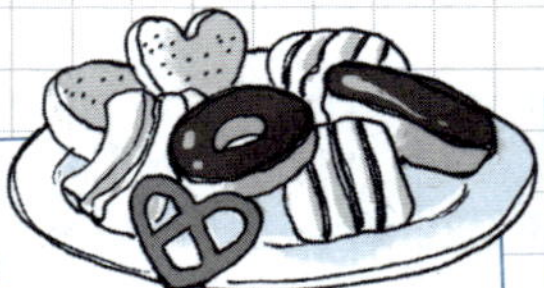

Faites les comptes !

Notez ci-dessous la quantité moyenne de sucre ajouté que vous consommez chaque jour : ....23..........

Puis divisez cette somme par 5 pour visualiser la même quantité en morceaux de sucre. ....4,6..........

Et notez ici la quantité de sucres que vous consommez chaque jour… ....4,6..........

Attention : les fruits séchés (dattes, raisins secs…) apportent jusqu'à 70 % de sucre ! Même s'il s'agit de « sucre naturel », ils alourdissent parfois une consommation de sucres en tout genre déjà conséquente… Conclusion : ne compensez pas les sucres ajoutés par des fruits séchés !

À retenir : L'Organisation mondiale de la santé (OMS) étudie la possibilité de rectifier ses recommandations concernant la consommation de sucres ajoutés. Fixées jusqu'à présent à 10 % de l'apport énergétique journalier (50 g/jour), l'OMS aimerait abaisser cette valeur à 5 %, soit environ 25 g/jour. C'est aujourd'hui une question de santé publique !

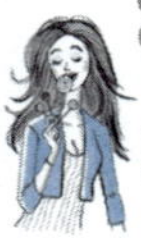

Je réduis le sucre ajouté et trie les glucides : pour quels bénéfices ?

Des kilos en moins…

Le premier avantage visible, c'est la perte de poids, surtout si vous étiez sérieusement accro au sucre. Faites le calcul vous-même : **1 g de sucre apporte 4 kcal**. C'est mathématique : moins de sucres ajoutés = moins de calories ! Et même si vous ne mangiez « que » **50 g de sucre par jour**, cela représente tout de même **200 kcal**, ce qui est loin d'être négligeable !
Si vous avez de la cellulite, bonne nouvelle : réduire votre consommation de sucres ajoutés pourrait nettement améliorer l'aspect « peau d'orange » de vos cuisses et de vos fesses, surtout si vous y associez une activité physique !

Notez la quantité de sucre que vous consommez chaque jour et calculez les calories économisées (× 4) :

Quantité de sucre :
4,6 × 4 = 18,4 calories économisées.

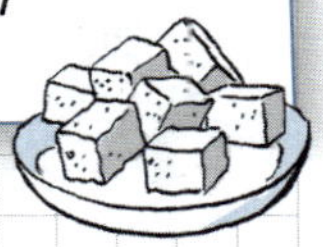

Rappelez-vous : consommer des sucres à IG élevé entraîne une sécrétion d'insuline importante. Grâce à l'insuline, l'organisme stocke le surplus d'énergie sous forme de graisses, et plus particulièrement dans des petits sacs adipeux disgracieux, juste sous la peau. Grrrr ! Pour vous en débarrasser, et garder la ligne, réduisez le sucre ajouté au strict minimum, et bougez !

De l'énergie en plus !

Qu'on se le répète : les glucides à IG élevé (produits sucrés, céréales raffinées) ne donnent qu'une énergie éphémère. La sécrétion d'insuline qui suit leur consommation entraîne une baisse de la glycémie et, irrémédiablement, un coup de pompe. Privilégiez les glucides à IG bas, et vous aurez plus d'énergie au quotidien !

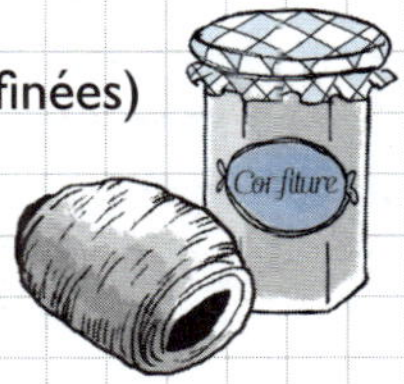

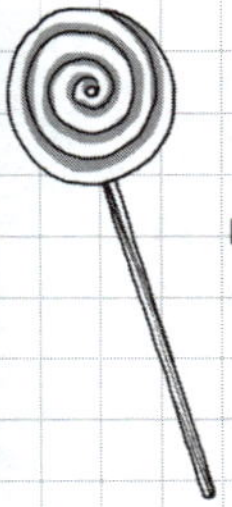

Bye-bye, les caries !

C'est bien connu, le sucre provoque des attaques acides sur l'émail des dents. Plus vous mangez de produits sucrés, plus vos dents y sont exposées. Elles se fragilisent, et des caries se forment. Que préférez-vous : un sourire ultra-bright ou des dents jaunes et abîmées ? La question ne se pose pas, n'est-ce pas ?

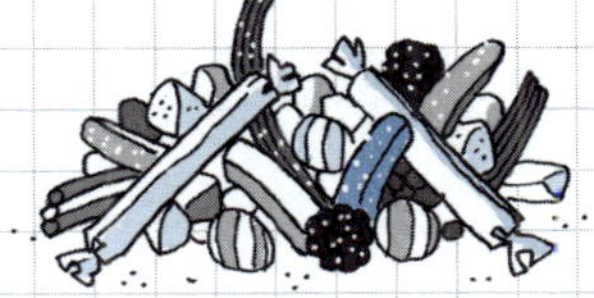

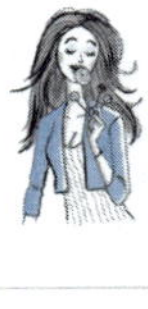

Moins de risque de diabète

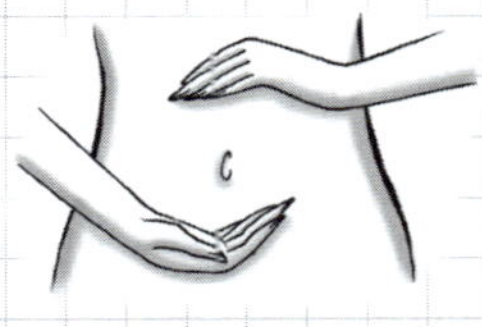

Quand la consommation d'aliments à IG élevé est excédentaire (pain blanc, sodas, céréales raffinées…), le pancréas est très sollicité pour produire de l'insuline et maintenir la glycémie à 1 g/litre. En cas de prédisposition génétique, il s'épuise au fil des années : il produit moins d'insuline, et celle-ci agit moins bien, surtout si vous avez quelques rondeurs au niveau de la ceinture abdominale !

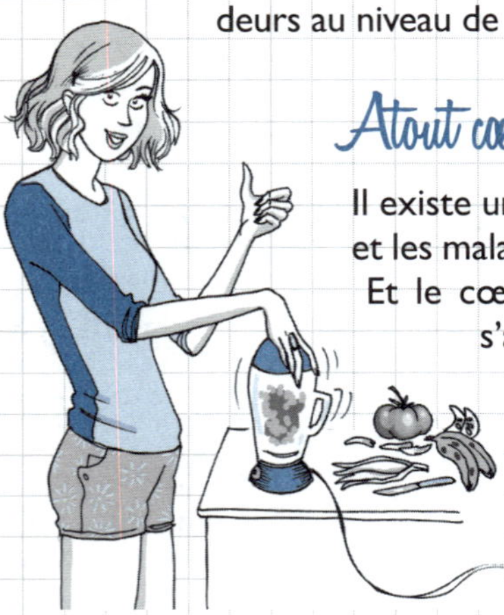

Atout cœur !

Il existe un lien étroit entre la surconsommation d'aliments à IG élevé et les maladies cardiaques, qui se traduit par le stockage des graisses… Et le cœur est plutôt fâché avec ces dernières, surtout celles qui s'accumulent autour des viscères – vous savez, la bonne brioche et les poignées d'amour… Par ailleurs, certains sucres, notamment le fructose, favorisent l'hypertriglycéridémie, facteur de risque reconnu dans la survenue de maladies cardiaques. Alors, à votre bon cœur : vous allez apprendre à trier les sucres !

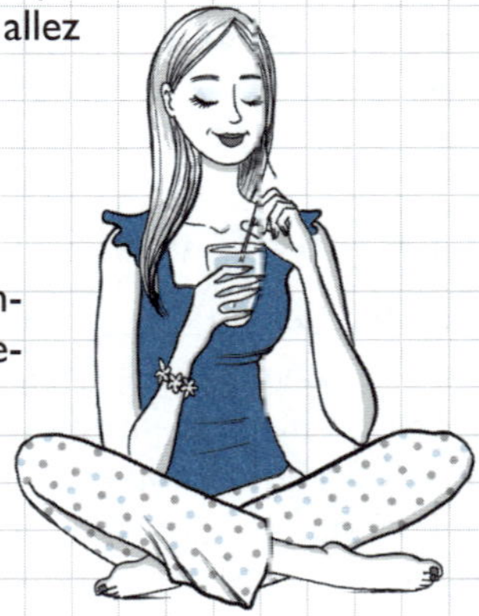

Une meilleure digestion

Vous êtes souvent ballonnée ? Votre transit est plutôt capricieux, tantôt en panne, tantôt débridé ? Voilà des symptômes qui peuvent nettement s'améliorer en triant les glucides. Si vous troquez les céréales raffinées contre des céréales complètes et des légumes verts, vous consommerez plus de fibres, de magnésium et d'oligoéléments… Votre ventre va retrouver le sourire… et vous aussi.

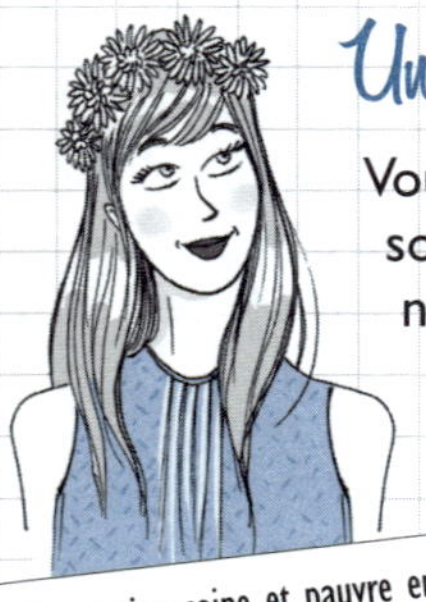

Une belle peau

Vous rêvez d'une peau lisse, sans petits boutons ni points noirs ? La solution est à portée de main, car le coupable n'est ni le beurre, ni le chocolat, mais encore une fois l'insuline. Sécrétée en quantité importante, elle accentue la production de sébum, point de départ de l'acné. Mangez mieux, évitez les produits sucrés et les céréales trop raffinées, et vous retrouverez une peau de bébé !

Une alimentation saine et pauvre en sucres raffinés permet aussi de réduire le stress et les sautes d'humeur… Énervée moi ? Jamais !

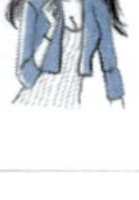

Le top 10 des aliments les plus riches en sucre ajouté

Quels sont les aliments les plus riches en sucre ajouté ? Voici le top 10 des aliments qui contiennent le plus de sucres ajoutés. Une vraie liste noire à fuir le plus possible !

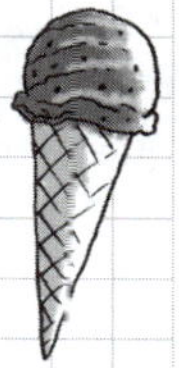

- **À la 10e place, on trouve les sodas.** Un verre contient plus de 20 g de sucre. Et tenez-vous bien : une canette contient l'équivalent de 7 sucres !
- **À la 9e place : les glaces, bien sûr.** Environ 25 % de sucre sont nécessaires car on perçoit moins bien le goût sucré des aliments glacés.
- **À la 8e place : les biscuits et les pâtisseries.** Au chocolat, au caramel… les gourmands sont servis ! Mais avec 25 à 30 % de sucre ajouté, bonjour les excès !
- **À la 7e place : les céréales du petit déjeuner !** Eh oui, on oublie souvent que les céréales du matin regorgent de sucre ! Et pourtant, jugez vous-même : elles en contiennent jusqu'à 30 %.
- **À la 6e place : les barres de céréales** (35 à 40 % de sucre). À ce niveau-là, on peut les rebaptiser « barres aux sucres ». Qu'en pensez-vous ?
- **À la 5e place : le snack sucré** (40 à 50 % de sucre). Au caramel, au chocolat… les enfants en raffolent, et les bactéries responsables des caries aussi.
- **À la 4e place : le pain d'épice** (40 % de sucre). Le terme « gâteau d'épice » serait plus approprié !
- **Sur le podium, en 3e position : le chocolat (sauf noir à 70 % de cacao minimum),** LA gourmandise vedette des grands et des petits ! Il contient de 35 à 50 % de sucre selon les recettes – qui se comptent par centaines, c'est vous dire l'engouement général pour cette friandise.
- **Première dauphine des produits les plus riches en sucre : la confiture.** Sa teneur en sucre avoisine 50 %. Il faut bien ça pour conserver aussi longtemps les fruits qui entrent dans sa composition.
- **Et le gagnant, en bonne 1re place, est… le bonbon, bien sûr !** Le sucre est son principal ingrédient, il en contient plus de 80 % ! (Soit dit en passant, les autres ingrédients ne sont guère plus attractifs : acide citrique, arômes, colorants…)

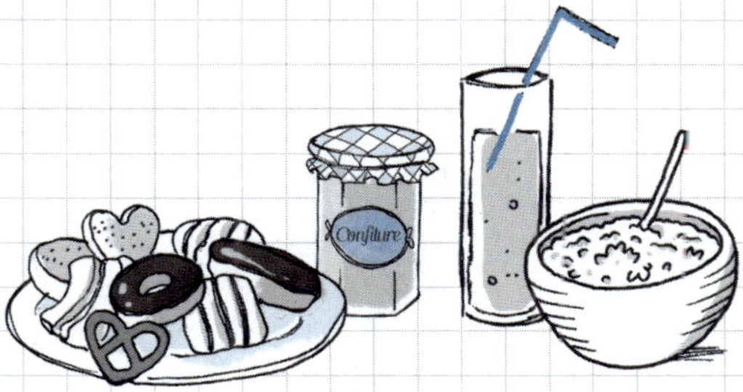

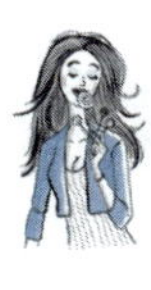

Le rôle du sucre ajouté dans les aliments industriels

Si vous pensez que supprimer votre boîte à sucres suffira à vous « désintoxiquer » du sucre, vous vous trompez : 80 % du sucre que nous ingérons provient des aliments que nous achetons dans le commerce ! On comprend bien le rôle du sucre dans les glaces et les biscuits, mais que vient-il faire dans les plats cuisinés ou les charcuteries ?

Le sucre donne du goût !

Le premier rôle du sucre, c'est bien sûr de donner une saveur sucrée, et c'est prouvé : un aliment sucré est toujours plus apprécié qu'un aliment non sucré pour bon nombre de consommateurs.

Du fondant ou du croquant

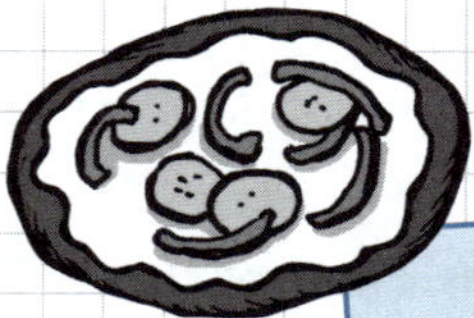

Les quantités de sucres ajoutés dans les plats cuisinés sont plus faibles que dans les biscuits et autres aliments sucrés, mais si vous en consommez régulièrement, cela s'ajoute à votre consommation totale de sucre !

Lisez bien la liste des ingrédients du jambon, du saucisson, mais aussi des pizzas industrielles et autres plats préparés : ces aliments contiennent des sucres ajoutés ! Et pour cause : le sucre est un allié technologique précieux pour les industriels : il permet dans certains produits de réduire leur acidité (sauces tomate, pizza), de les rendre plus moelleux (pains de mie) ou plus croustillants (céréales du petit déjeuner)…

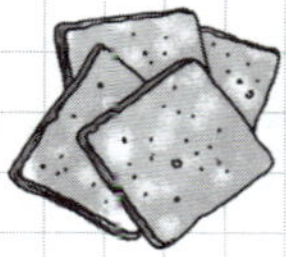

De belles couleurs appétissantes

Le sucre permet aussi d'améliorer la couleur des produits. Par exemple, dans les biscottes, sa présence favorise des réactions qui aboutissent à la formation d'une belle couleur marron sur la croûte. Sans sucre ajouté, les produits sont donc moins appétissants ! Dans le jambon, le sucre associé aux nitrites permet d'obtenir la jolie couleur rose (très chimique, en réalité) à laquelle nous sommes habitués.

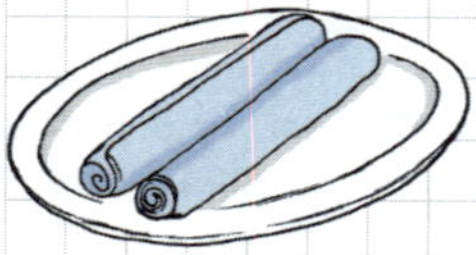

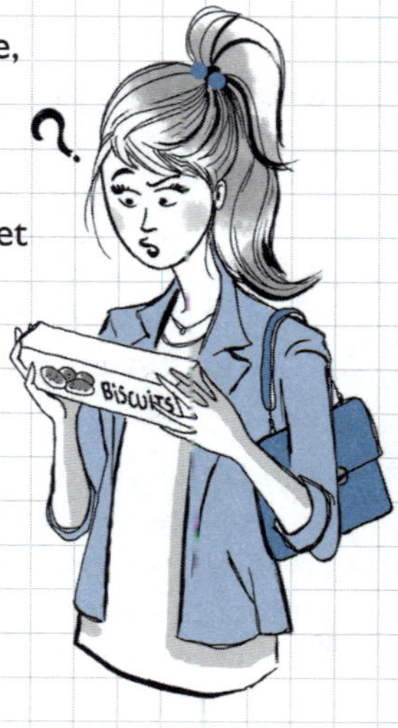

Un produit sucré est un produit mieux conservé

Dans les fruits confits ou les confitures, le sucre se charge de conserver les fruits pendant plusieurs mois, voire plusieurs années.

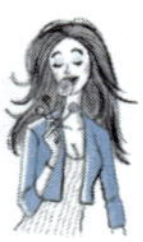

Zoom sur les sucres à éviter

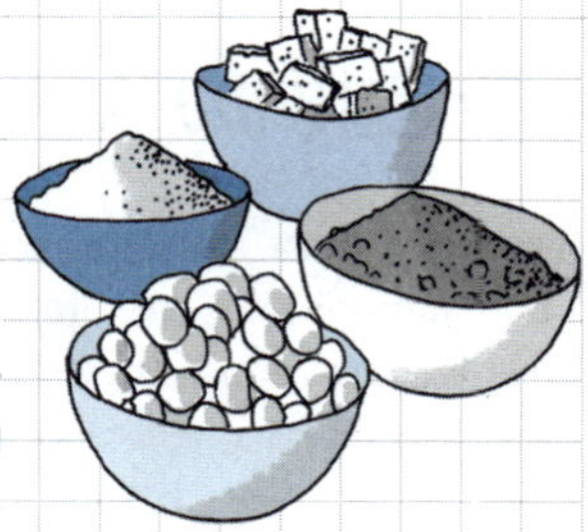

Vous l'avez remarqué, le rayon des sucres s'est beaucoup développé dans les supermarchés ces dernières années : sucre complet, sucre de canne, sirop d'agave, sirop de glucose, sucre de coco, fructose cristallisé… Alors, lesquels faut-il vraiment éviter ? Et peut-on en consommer d'autres ?

Le sucre blanc : un ringard trop raffiné

À côté des nouveaux sucres, le bon vieux morceau n° 4 est devenu complètement obsolète… D'ailleurs, son IG est bien trop élevé (65). Les transformations industrielles qu'il subit (raffinage) en font un aliment de qualité très médiocre. Remisez-le au placard !

Le fructose : un faux ami

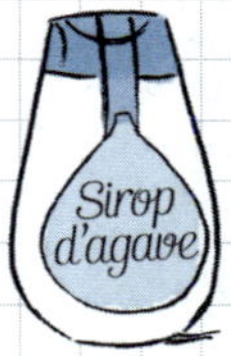

On pourrait penser que le fructose (qu'on trouve par exemple commercialisé sous forme de poudre concentrée) est LE sucre à privilégier : son IG est faible (20) et il est issu des fruits ou du miel. Quoi de plus naturel ? Oui, mais – évidemment, il y a un « mais » – consommé en excès, il est stocké sous forme de graisse au niveau abdominal, celle qui est associée à une augmentation des risques de diabète ou de maladie cardiaque. Le fructose n'est donc pas le substitut idéal !

Les sucres « naturels »

Miel, sucre de coco, sirop d'agave, sirop d'érable, de riz, stévia (édulcorant naturel issu d'une plante)… ces sucres sont de plus en plus prisés aujourd'hui. Malheureusement, le sucre reste du sucre ! Même si leur index glycémique est faible, votre cerveau enregistre le goût sucré, sécrète de la dopamine et active ainsi le système de récompense : vous ne vous déshabituez pas du goût sucré.

Objectif : zéro sucre ?
Dans un premier temps, l'objectif est de vous déshabituer du goût sucré et donc d'éviter tous les sucres ajoutés, qu'ils soient raffinés ou naturels. Une fois que vous aurez atteint votre objectif minceur et détox, vous pourrez réintroduire des sucres, en petite quantité, en prenant soin de bien les choisir (voir p. 72).

Les céréales raffinées

Les céréales raffinées ont subi des traitements technologiques qui permettent d'obtenir une farine très blanche, dépourvue de fibres, de vitamines et de tout autre composé nutritionnel intéressant pour la santé. Riz blanc, céréales soufflées du petit déjeuner, pain de mie… n'apporteront que des glucides à l'IG élevé, avec un résultat tout aussi désastreux que celui des sucres ajoutés !

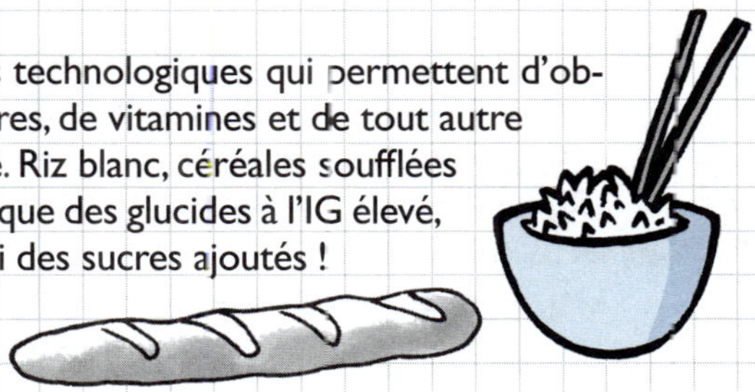

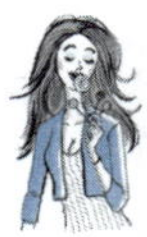

Et les fruits dans tout ça ?

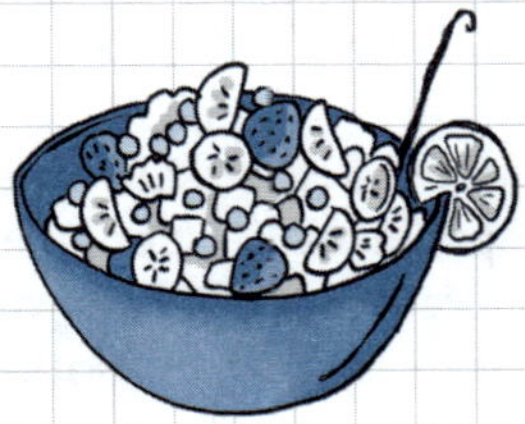

Les fruits sont frais, juteux, légers et pleins de vitamines… Pourquoi poseraient-ils un problème ? Parce qu'ils contiennent du fructose ! Une fois absorbé, ce glucide est transporté jusqu'au foie pour être métabolisé. Et c'est là que ça se gâte : le fructose y est dégradé en glucose et… en acides gras (graisses). Ces derniers, **quand ils sont présents en excès**, entraînent une élévation du taux de triglycérides (graisses) sanguins, avec le risque cardio-vasculaire que cela implique. Les graisses s'accumulent autour des viscères, augmentant ainsi le surpoids autour de la ceinture abdominale (la plus néfaste pour la santé). Bonjour la brioche !

Un bon repère pour garder la ligne : consommez **2 à 3 portions de fruit par jour**, pas plus !

L'IG et la teneur en fructose de quelques fruits

Fruits	Teneur en fructose	IG
Raisins secs	32 %	65
Dattes	25 %	55
Figues sèches	24 %	50
Pruneaux	9 %	40
Raisin frais	7 %	45
Pomme	6 %	35
Cerise	6 %	25
Kiwi	5 %	45
Pêche	4 %	35

À retenir : Les **fruits séchés** (dattes, raisins secs…) sont **plus riches en fructose** que les fruits frais car ils contiennent moins d'eau : leurs nutriments sont donc concentrés ! Consommez-les en équivalences avec les fruits frais (voir ci-dessous).

Une portion de fruit, c'est quoi ?

1 portion de fruit

= 1 pomme, 1 poire, 1 orange, 1 nectarine
= 2 gros abricots, 2 kiwis, 2 clémentines, 2 figues (fraîches ou sèches)
= 3 pruneaux, 3 abricots secs, 3 prunes, 3 dattes
= 1 coupelle de fraises, cerises, framboises…
= ¼ d'ananas ou de melon
= ½ mangue ou ½ pamplemousse
= 1 tranche de pastèque
= 1 compote de fruits sans sucre ajouté

5 idées reçues sur le sucre à balayer d'urgence !

Le sucre est indispensable à la vie

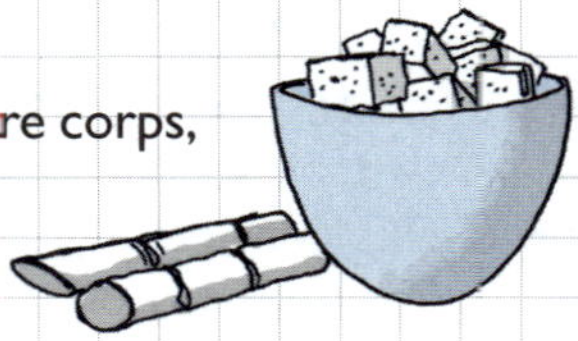

Faux ! Rappelez-vous, c'est le glucose qui nourrit les cellules de notre corps, c'est donc lui qui est indispensable à la vie. Ce précieux glucose est libéré après la digestion des céréales, des fruits, des légumes… Vous n'en manquerez pas, rassurez-vous !

Le sucre roux est meilleur pour la santé

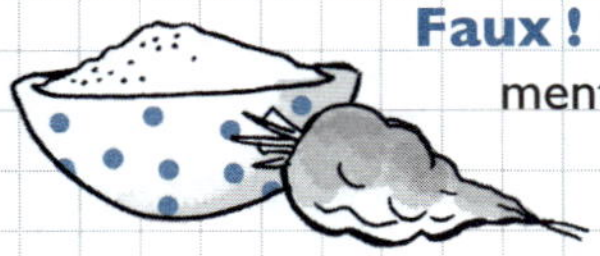

Faux ! Le sucre roux contient certes quelques minéraux, mais il faudrait vraiment en manger beaucoup pour que cet apport en minéraux soit significatif ! Blanc ou roux, finalement, c'est davantage une affaire de goût… On oublie !

Le sucre des fruits ne compte pas

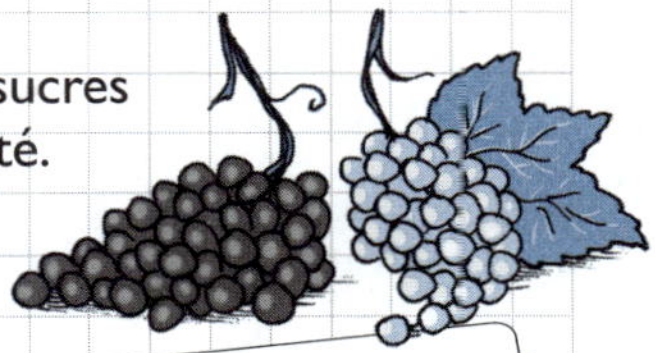

Faux ! Surtout si vous les consommez en jus. Sous cette forme, les sucres des fruits sont assimilés rapidement et n'ont pas d'impact sur la satiété. Réfléchissez : avec quoi calmez-vous vos petits creux ? Avec une pomme ou un verre de jus de pomme ? Je connais déjà la réponse.

Il n'y a pas de sucre dans le lait

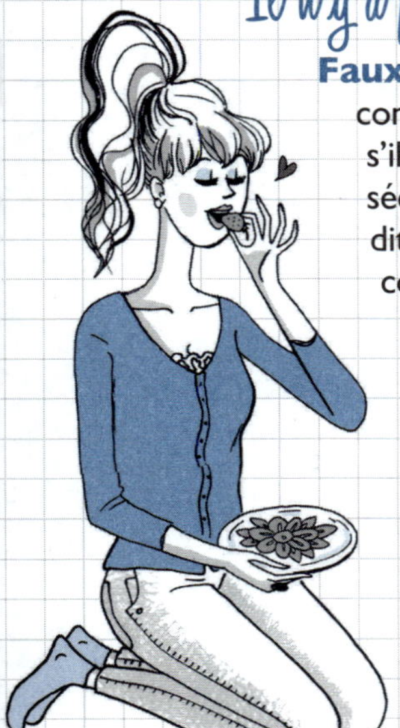

Faux ! Le lait et les laitages contiennent du lactose et, même s'ils ont un IG bas, ils induisent une sécrétion importante d'insuline : on dit qu'ils ont un « index insulinique élevé ». Les fromages affinés ne sont pas concernés car le fautif est le « petit-lait », ce liquide de couverture présent dans les yaourts ou les faisselles, mais pas dans les fromages affinés. Les produits laitiers ne sont pas (tous) nos amis pour la vie !

Il n'est pas question de supprimer les produits laitiers mais d'en modérer la consommation ! Et ne vous inquiétez surtout pas pour le calcium, on en trouve dans d'autres aliments, et qui est tout aussi bien absorbé par l'organisme.

Sans sucre, adieu la gourmandise !

Faux ! Vous pensez cela sans doute aujourd'hui, mais, dans quelques semaines, vous aurez changé d'avis. Réduire les sucres ajoutés et raffinés ne signifie pas faire une croix sur la gourmandise. Vous allez simplement apprendre à apprécier les aliments naturels. Et bientôt, ceux qui sont très (trop !) sucrés risquent même de vous écœurer !

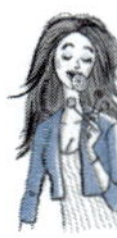

Zoom sur les édulcorants : que valent-ils ?

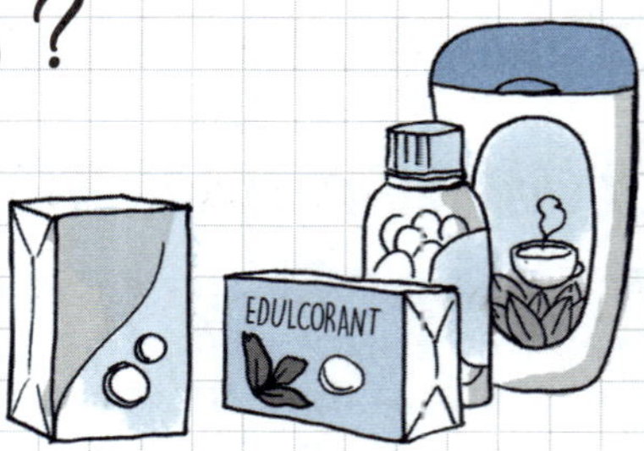

Je suis certaine que vous y avez déjà pensé : pourquoi ne pas remplacer tout simplement le sucre par des édulcorants ? Ils ne contiennent ni sucre ni calories, et apportent une saveur sucrée intense… La voilà, la solution ! Eh bien, non, chassez cette idée. Je vous explique pourquoi en deux points.

Les faux sucres, une fausse promesse

C'est prouvé : même si les édulcorants ne contiennent pas de calories, ils ne sont d'aucune utilité pour le contrôle du poids. En d'autres termes, ils n'aident pas à maigrir.

Quand vous mangez un aliment contenant un édulcorant (yaourt, boisson, compote…), votre cerveau enregistre le goût sucré mais pas les sucres et les calories qui vont avec ! Résultat : il réclame son dû en déclenchant une envie de sucre… Plusieurs études montrent cet effet pervers : les consommateurs d'édulcorants compensent les calories économisées dans les heures qui suivent cette consommation. Avez-vous déjà eu cette sensation de faim après avoir bu une boisson *light* ? C'est cet effet-là que vous avez expérimenté !

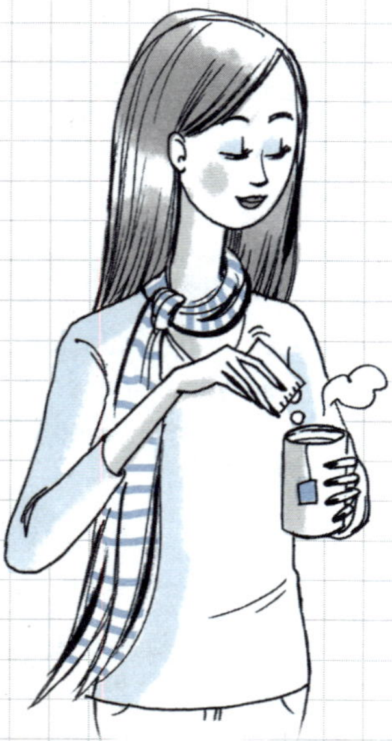

Peu de calories… mais beaucoup de chimie

Ce n'est pas un scoop : les édulcorants contiennent des substances souvent très controversées. Ils sont accusés de provoquer des allergies, voire de déclencher le processus cancéreux… Mieux vaut donc s'abstenir.

Et la stévia, me direz-vous ? Si vous la choisissez brute (c'est-à-dire de couleur gris-vert, en poudre), pourquoi pas ! Mais celle vendue en sticks, de couleur blanche, n'est qu'un ersatz de médiocre qualité dérivé de la plante… Bref, un produit hautement transformé !

Finalement, il n'y a pas de bonne alternative au sucre. Le tout est de vous déshabituer du goût sucré, pas de l'entretenir avec des édulcorants aux effets douteux sur la santé !

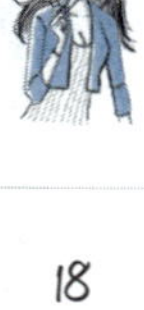

L'index glycémique des aliments : le baromètre de la qualité des glucides

> **Bon à savoir :** La classification entre sucres rapides et sucres lents est obsolète. Aujourd'hui, c'est l'index glycémique qui permet de classer les glucides en fonction de leur impact sur la glycémie et qui renseigne donc sur leur qualité.

Vous souhaitez réduire (supprimer !) votre consommation de sucre ajouté : bravo ! Mais cela n'est pas suffisant. Rappelez-vous : certains aliments comme la pomme de terre ou le riz ont un index glycémique plus élevé que le sucre.

Quand vous mangez des frites ou de la purée, le cycle infernal « IG élevé-sécrétion d'insuline-baisse de la glycémie-ça me donne faim » se déclenche ! Voilà pourquoi vous avez souvent des fringales vers 17 heures, même en ayant mangé des féculents (à l'IG élevé) au déjeuner !

Pour casser ce cercle infernal, et réussir enfin à affiner votre silhouette, vous avez donc tout intérêt à **sélectionner en priorité les aliments dont l'IG est inférieur à 50 (voir le tableau page suivante)** : vous évitez ainsi les variations de glycémie et les fringales – voire les véritables obsessions pour le sucre – qui vont avec.

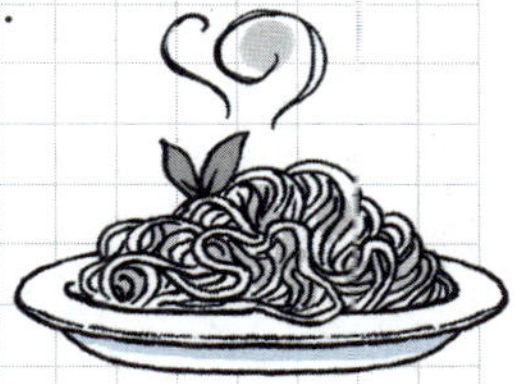

Check-list d'astuces pour réduire l'IG de mes repas

- ✔ Je cuis mes pâtes moins longtemps (c'est comme ça qu'on les mange en Italie !).
- ✔ Je commence mes repas avec des crudités : leurs fibres réduisent l'IG global du repas et permettent (aussi) d'éviter les (petits) ralentissements intestinaux désagréables…
- ✔ Je privilégie les céréales en version complète (riz, semoule…), plus riches en fibres et en minéraux que leurs homologues trop raffinées.
- ✔ J'adopte le réflexe « légumes secs » : lentilles, pois chiches, flageolets… Ils sont une mine nutritionnelle et ont un IG extra-bas !
- ✔ Je choisis du pain intégral (complet) au levain : sa saveur est inimitable, et il se conserve bien plus longtemps que le pain ordinaire.
- ✔ Un repas à IG élevé est prévu ? Je prends un verre d'eau avec un filet de jus de citron juste avant de manger : ce simple geste permet d'abaisser d'environ 25 % l'IG du repas.

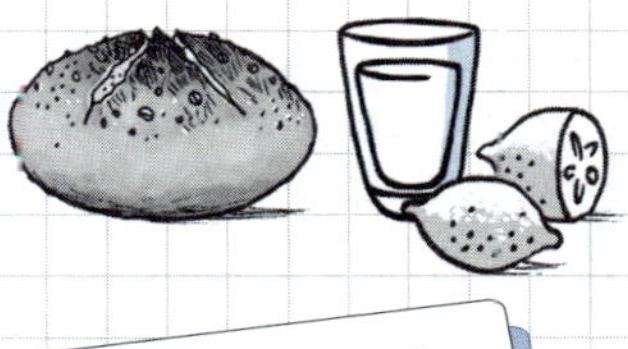

- ✔ Un petit creux ? Je grignote quelques amandes : leur IG est très faible et leur pouvoir rassasiant est élevé, sans oublier qu'elles ne contiennent pas de sucre ajouté… Voilà qui tombe bien, non ?

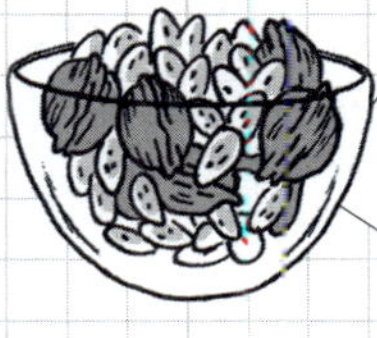

> **Attention :** Même si le fructose, le sirop d'agave et le sucre de coco ont un IG bas, évitez-les lors de votre « détox » au sucre.

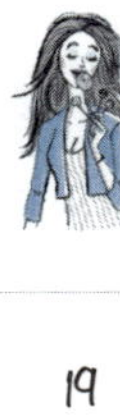

Les index glycémiques des principaux aliments

IG bas (< 50)	IG élevé (> 50)
Blé type Ébly®	Barres chocolatées
Boulgour complet	Biscottes et biscuits
Céréales de type All-Bran®	Betterave rouge
Compotes	Céréales du petit déjeuner (nature, au miel, au chocolat)
Chocolat noir à 70 % de cacao	Chips
Coulis de tomates	Crèmes glacées et sorbets
Farines complètes (blé, kamut, sarrasin…)	Dattes
Fructose en poudre	Farine blanche (type 55)
Fruits secs (amandes, noix, pruneaux… sauf raisins secs et dattes)	Fécule de maïs, de pomme de terre
Fruits frais (sauf melon et pastèque)	Galettes de riz
Légumes verts (sauf potiron, carotte cuite, betterave cuite, panais)	Gnocchis
Jus de fruits sans sucre ajouté	Laitages sucrés
Lait et laitages nature	Millet
Légumes secs (lentilles, flageolets, pois chiches, haricots rouges, blancs, noirs…)	Maïs en grains
Matières grasses (huile, beurre, crème)	Mangue
Moutarde	Melon
Müesli complet sans sucre ajouté	Miel
Œufs	Nouilles de riz
Olives	Pain azyme
Orge mondé et perlé	Pain complet (à la levure)
Pain intégral (complet) au levain (blé, épeautre, kamut…)	Pain de mie
Patates douces	Pastèque
Pâtes complètes cuites *al dente*	Pâtes bien cuites
Poissons et produits de la mer	Pizza
Quinoa cuit *al dente*	Polenta
Riz sauvage, riz basmati complet	Pommes de terre sous toutes les formes (frites, vapeur, purée, au four…)
Semoule de couscous complète	Potiron
Sirop d'agave	Raisins secs
Sucre de coco	Raviolis
Tofu/soja	Riz blanc
Vermicelles de blé	Semoule de couscous blanche
Vermicelles de soja	Sirop d'érable
Viandes et volailles	Sucre blanc ou roux
Wasa fibres® et Wasa léger®	Tapioca
	Viennoiseries (brioche, pain au lait, croissant…)

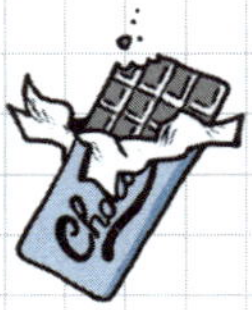

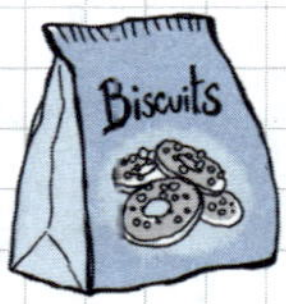

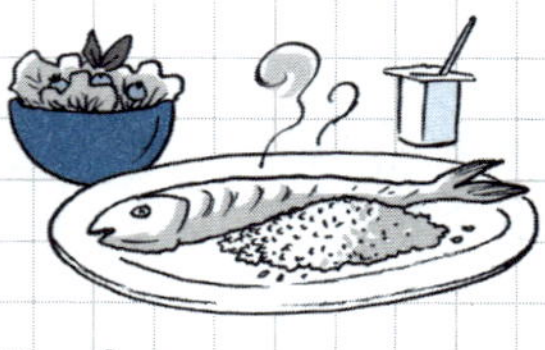
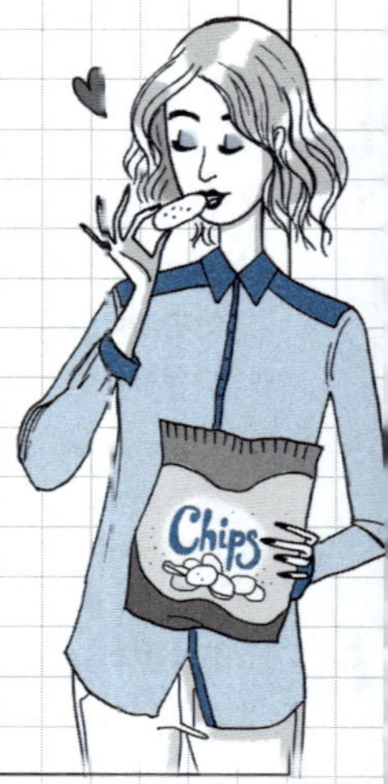

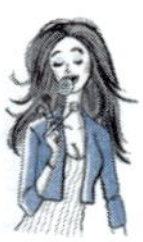

Mon programme sans sucre, en bref

Vous êtes un peu perdue ? Avant de passer à l'étape suivante, faisons un point sur les sucres à éviter…

☹ Le temps de votre cure « stop au sucre », remisez au placard les sucres suivants :

Le sucre blanc ou roux, en poudre, en morceaux, liquide…

Le fructose, les sucres naturels (sirop d'agave, sucre de coco, sucre complet non raffiné…) **et les édulcorants naturels** (stévia) ou de **synthèse** (aspartame, sucralose…).

Les sucres naturels de bonne qualité pourront être réintroduits en petite quantité une fois que vous serez déshabituée du goût sucré.

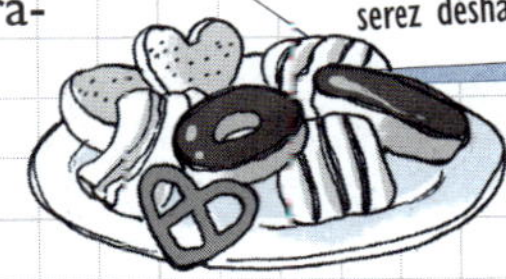

Tous les aliments industriels qui contiennent des sucres ajoutés : glaces et sorbets, biscuits, céréales du petit déjeuner, yaourts sucrés…

Les céréales raffinées (à la farine blanche) : pain de mie, baguette blanche, riz blanc… et globalement tous les aliments riches en sucres (glucides) dont l'IG est supérieur à 50 : chips, céréales soufflées du petit déjeuner, purée en flocons…

😐 Pour bénéficier pleinement des avantages minceur et santé de votre programme « sans sucre », diminuez votre consommation d'aliments suivants :

Évitez de compenser le sucre par des fruits (frais ou séchés) afin de limiter l'excès de fructose.

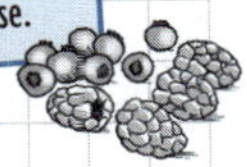

Le fromage peut être consommé car son index insulinique n'est pas élevé : 1 portion de 30-40 g/jour reste raisonnable.

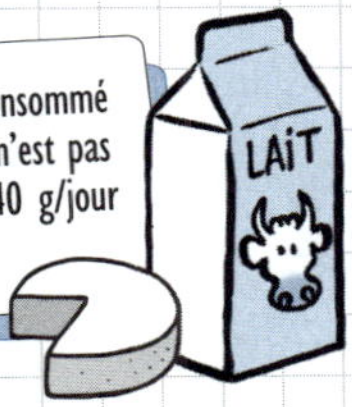

Les fruits : 2 à 3 portions par jour suffisent, vous aurez votre dose de vitamine C et d'antioxydants !

Le lait et les laitages (sauf le fromage) : 2 portions par jour maximum, soit 1 yaourt et 1 fromage blanc OU 1 verre de lait et 1 yaourt…

☺ Quel est le programme « sans sucre ajouté » alors ?

J'imagine qu'une question vous brûle maintenant les lèvres : **« Finalement, qu'est-ce qu'on mange ? »**

Eh bien, je vous propose un programme à base d'aliments naturels, riches en éléments nutritifs : des protéines animales (viandes, poissons, œufs) et végétales (légumes secs, soja) en proportions idéales, des légumes verts, des fruits (mais pas trop !), des céréales non raffinées, juste ce qu'il faut de fromages et de laitages, le tout avec beaucoup de saveurs. Bref, l'association idéale pour mincir sans effort, vous détoxifier et vous libérer de votre addiction au sucre… Alors, allons-y !

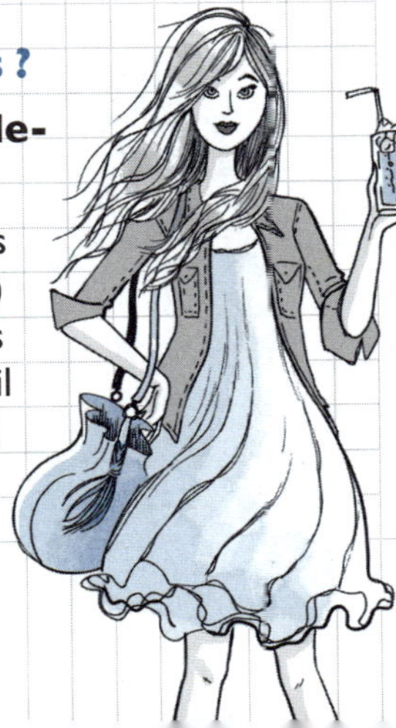

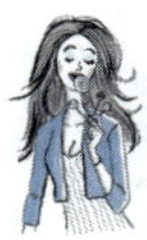

Chapitre 2

Je me fixe des objectifs et je tiens bon !

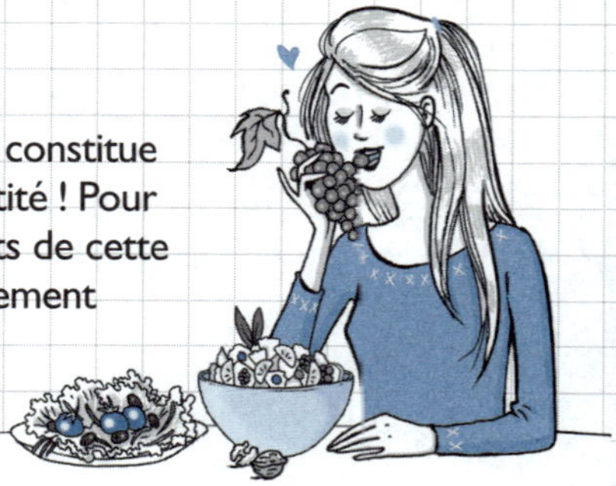

Je ne vous le cache pas : supprimer les sucres ajoutés et raffinés constitue un véritable défi, surtout si vous en consommiez en grande quantité ! Pour mener à bien votre croisade, soyez donc convaincue des bienfaits de cette « détox au sucre ». Ceux-ci sont multiples, mais il y en a certainement un qui vous tient à cœur. Souhaitez-vous faire une détox au sucre pour perdre quelques kilos qui vous gâchent la vie ? Ou bien pour entamer une démarche de vie plus saine ?

Ce que je veux…

- [x] Perdre 6. kilos
- [x] Être en meilleure forme physique… sans les formes !
- [x] Avoir moins de problèmes digestifs
- [x] Améliorer mon état de santé général
- [x] Avoir une belle peau (et me débarrasser de cette satanée acné !)
- [x] Me sentir plus sereine, moins fatiguée… et moins stressée !
- [x] Réapprendre à manger sain et équilibré
- [x] Me débarrasser de mon addiction tenace au sucre
- [ ] Autre : ....

En pratique…

Perdre quelques kilos, être au top de votre forme… C'est bien tout ça, mais qu'allez-vous viser en pratique ? Hop, hop, hop, c'est le moment de vous lancer ! Cochez ce que vous êtes capable de faire pour commencer votre détox…

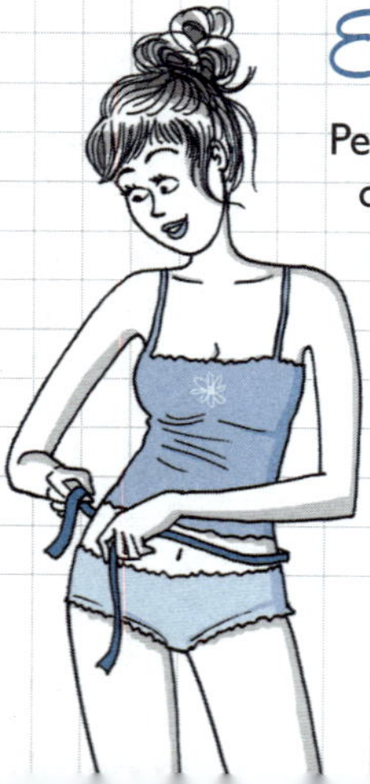

Ces objectifs vous semblent hors de portée ? Pas de panique : vous n'êtes pas tenue de les atteindre dès la première semaine. Je vais vous y mener pas à pas !

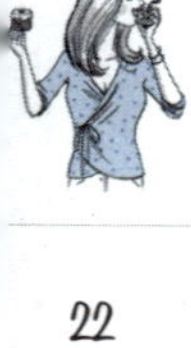

Mes petits défis perso...

- [ ] Boire mon café ou mon thé sans sucre
- [x] Remplacer les crèmes dessert et les flans par des laitages nature
- [x] Remplacer les sodas ou les sirops par de l'eau plate ou pétillante
- [x] Réduire ma consommation de confiseries
- [x] Remplacer les céréales blanches par des céréales complètes
- [x] Mettre plus souvent au menu des légumes verts et/ou secs
- [ ] Autre : ....

Je booste ma motivation !

Arrêter le sucre, tout le monde peut le faire... mais pendant combien de temps ? Sur la durée, la motivation est essentielle. Sinon c'est l'échec assuré. Alors, mettez toutes les chances de votre côté. Allez, on se motive !

Tous les moyens sont bons

Vous savez bien comment ça se passe : vous êtes très motivée le premier jour, le deuxième, le troisième, et puis, arrivent les tentations, les envies de sucré, les coups de blues, sans oublier les saboteurs... Pour éviter les dérives, répétez chaque jour à haute voix vos objectifs ou notez-les sur votre agenda dans la rubrique « À faire ».

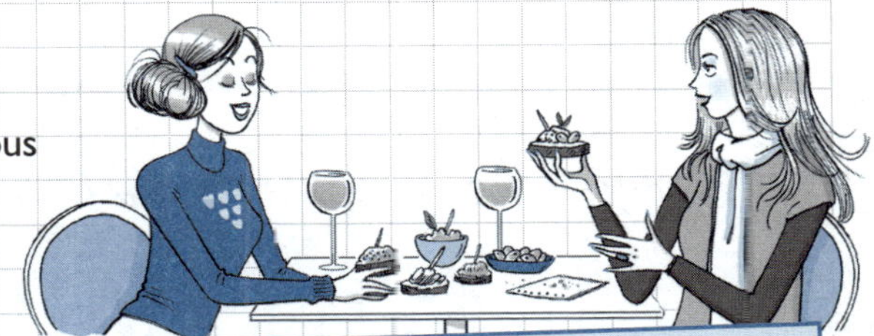

Motus et bouche cousue face aux « saboteurs » dans votre entourage !
Certaines personnes chercheront toujours à vous mettre en difficulté et à vous tenter en vous mettant un paquet de biscuits sous le nez ! Repérez-les et abstenez-vous de leur parler de votre « détox ».

À plusieurs, le défi devient un jeu

Partir à l'aventure seule et sans escales, c'est parfois le naufrage assuré... Alors, pourquoi ne pas relever le challenge en duo ? Ou même en groupe ? S'y mettre à plusieurs crée une émulation, et vous serez bien plus motivée ! Embarquez votre moitié, votre meilleur(e) ami(e) ou collègue dans l'aventure du « zéro sucre », vous pourrez vous soutenir les uns les autres, comparer vos progrès et vous lancer de nouveaux petits défis !

Se faire plaisir autrement

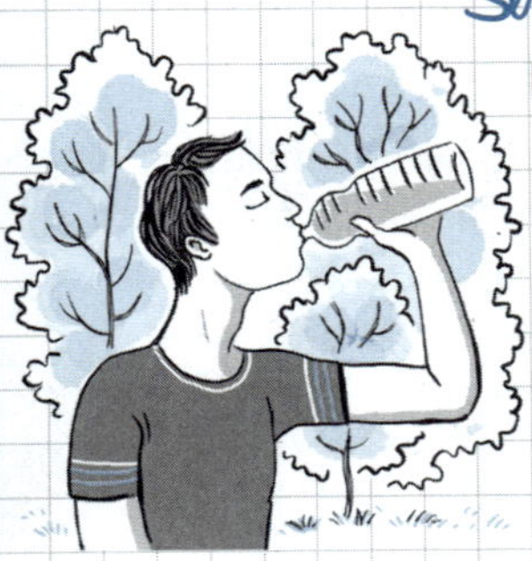

Dans notre inconscient, le sucre est associé au plaisir : les repas de famille et les fêtes d'anniversaire se terminent toujours par un gâteau à partager. Vous priver du sucre ne doit pas être vécu comme une punition mais plutôt comme une libération. Il s'agit donc de trouver d'autres sources de plaisir dans votre vie quotidienne pour avoir la dose de dopamine qui vous apaise et vous détend : des balades au grand air (non, je ne lorgne pas sur le marchand de glaces), des sorties ciné (sans pop-corn)... Vous pouvez aussi programmer des séances de massage californien, de yoga ou même de méditation (voir p. 67).

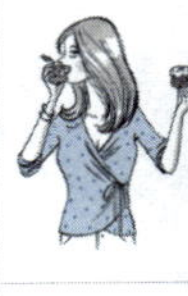

Quel est le meilleur moment pour commencer ma détox au sucre ?

Les bonnes résolutions de la nouvelle année sont parfois l'occasion de partir d'un bon pied… mais ce ne sont pas toujours celles que l'on tient. Alors, quel est le bon moment pour arrêter le sucre ? Si vous avez ce cahier entre les mains, ce n'est pas un hasard : votre déclic s'est déjà produit et vous avez fait le premier pas (peut-être le plus dur !) dans votre démarche : vous vous êtes conditionnée.

Maintenant, il s'agit d'embrayer la première vitesse, et pour cela, vous avez besoin du jour J : celui où vous saurez que vous êtes prête ! Ce jour-là arrivera peut-être après un week-end d'orgie de spaghettis-glace-chocolat ou tout simplement parce que vous vous rendrez compte que votre placard à biscuits est vide…

Parce que la date que vous choisirez est importante, notez-la pour vous en souvenir.

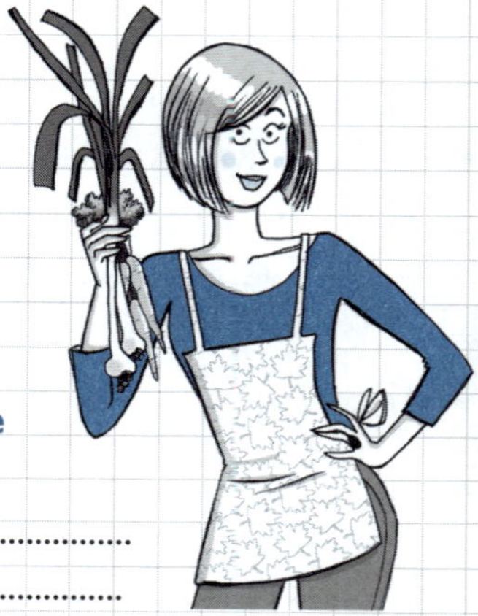

Notez la date de votre premier jour de cure « sans sucre » :

dimanche 28 Août 2016

…………………………………………………………………………

J'arrête de procrastiner

Avez-vous remarqué comme nous avons tendance à repousser au lendemain les tâches difficiles ? « Demain, je m'attaque à ce problème… » Puis, la nuit passe et on se dit que rien ne presse et que cela peut attendre la semaine prochaine… Que ce soit demain, la semaine prochaine ou dans un mois, vous ne faites que repousser l'échéance. Mais lorsqu'on doit se mettre à l'eau… il faut plonger !

Vous seule pouvez prendre en main votre santé et décider de ce que vous voulez manger. Il ne tient qu'à vous de décider du changement… **L'alimentation saine c'est votre capital minceur et santé.** Alors, n'attendez plus : prenez-vous en main et passez à l'action.

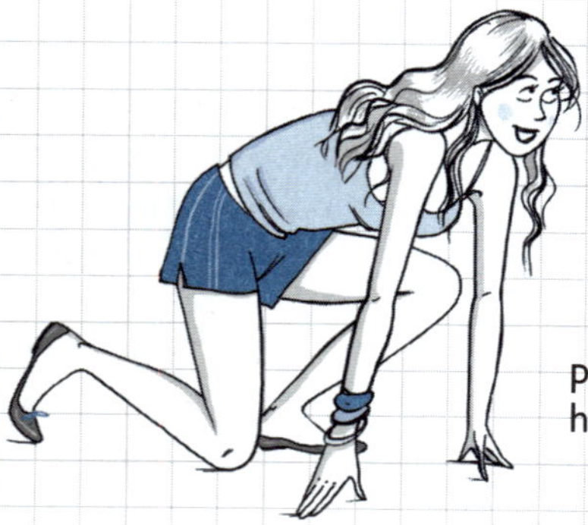

Je choisis un arrêt total ou une détox progressive ?

Certains sont capables de modifier leur alimentation du jour au lendemain. Mais pour la majorité d'entre nous, les petits changements progressifs sont bien moins traumatisants. C'est pourquoi **j'ai choisi un programme sur 3 semaines**, pour vous déshabituer du sucre pas à pas, mieux choisir vos glucides et adopter définitivement des habitudes alimentaires saines.

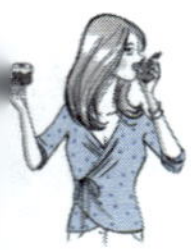

Pourquoi est-ce que j'aime tant le sucre ?

Vous avez fait le plus dur : reconnaître que vous êtes « addict » au sucre. Mais savez-vous pourquoi vous en consommez ? Est-ce par simple gourmandise ? Pour calmer vos montées de stress ? Pour combler des envies irrépressibles ? Mieux vous connaître, je dirais même « mieux reconnaître vos petites faiblesses », vous permettra de couper le mal à la racine ! Pour cela, découvrez ci-dessous le profil qui vous correspond le mieux

Profil n° 1

- ✔ Aussi loin que vous vous en souvenez, vous avez toujours mangé beaucoup de sucre (peut-être même qu'il y en avait dans votre biberon…).
- ✔ Vous avez un petit creux et on vous propose une pomme : vous acceptez poliment mais rêvez secrètement d'un muffin aux myrtilles.
- ✔ Manger un yaourt sans sucre vous paraît une torture et boire de l'eau vous donne des aigreurs.
- ✔ Il est à peine 11 heures et vous êtes comme un lion en cage : il vous faut votre dose de sucre !
- ✔ Votre moitié revient des courses et il a oublié d'acheter du chocolat (bien sûr, il n'y en a plus dans le placard) : vous l'y renvoyez *illico* !

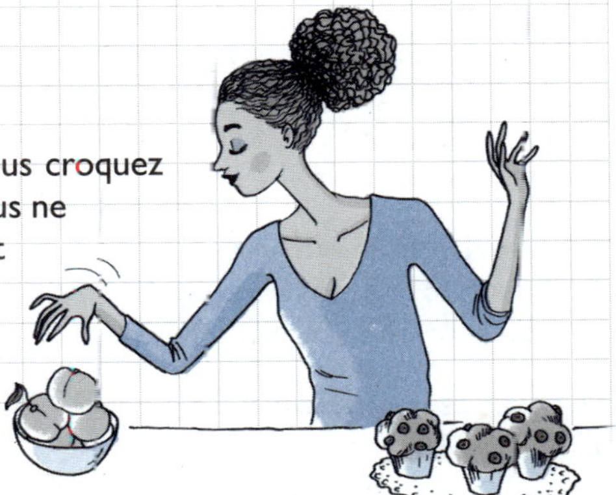

Vous vous reconnaissez dans ce profil ? Vous croquez dans (la vie) le sucre à pleines dents ! Le sucre et vous ne faites qu'un depuis toujours, et une vie sans sucre est pour vous sans couleur et sans saveur.

→ **La solution :** Réduire très progressivement votre consommation de sucre (rassurez-vous, vous allez y arriver !) afin d'atténuer votre dépendance et retrouver une alimentation plus saine. À la clé, vous allez découvrir à quel point il est facile de perdre ces quelques kilos en trop dont vous n'arriviez pas à vous débarrasser…

Profil n° 2

- ✔ Chaque jour, vous ne pouvez vous empêcher de monter sur la balance pour vérifier votre poids.
- ✔ Vous arrivez à contrôler votre alimentation le matin, le midi… Mais dès que vous rentrez du travail, c'est la débandade !
- ✔ Le « light », vous connaissez bien, il a envahi vos placards et votre frigo : sodas *light*, beurre allégé, yaourts à 0 %…
- ✔ À chaque printemps, vous essayez un nouveau régime, histoire de perdre quelques petits kilos.

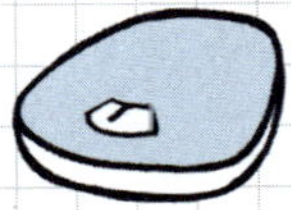

- ✔ Il vous arrive de plonger la main dans un paquet de chips sans pouvoir l'en sortir ou d'avoir de véritables frénésies de sucre qui vous laissent avec un fort sentiment de culpabilité ou de honte.

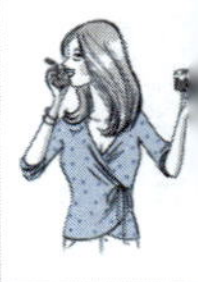

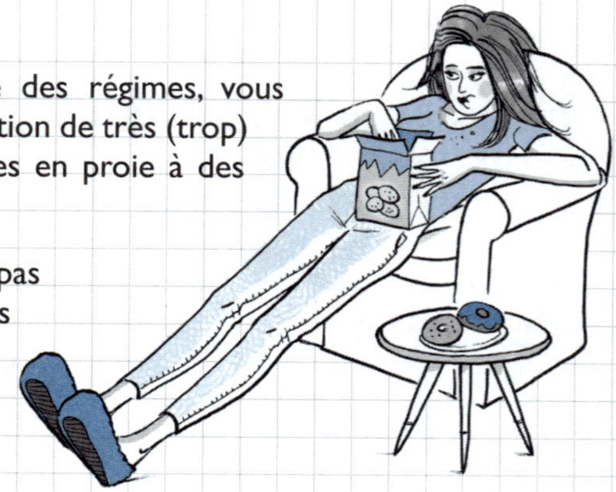

Ces affirmations vous parlent ? Adepte des régimes, vous contrôlez votre poids et surveillez votre alimentation de très (trop) près. Résultat ? À force de restrictions, vous êtes en proie à des compulsions de sucre irrépressibles.

→ **La solution :** Bien structurer vos repas et vous autoriser des petits plaisirs plus régulièrement joueront le rôle d'une soupape de sécurité. Le fait de choisir les bons sucres (à IG bas) vous permettra aussi de mieux gérer votre poids.

Profil n° 3

- ✔ Vous avez une vie professionnelle/sociale particulièrement remplie (parfois, ça « déborde »).
- ✔ Une petite contrariété se profile, un coup de blues… et vous dégainez une barre de chocolat !
- ✔ Vous ne ressentez pas forcément de plaisir en mangeant un produit sucré, celui-ci a davantage un effet « calmant ».
- ✔ Coincée dans un embouteillage ? Vous plongez la main dans le paquet de bonbons ou de gâteaux qui traîne dans votre voiture.
- ✔ Vous avez passé une journée éreintante au travail et vous rentrez à la maison sur les nerfs, la seule chose qui vous calme : manger – du sucré, bien sûr…

Ce profil vous colle à la peau ? Vous êtes en proie au stress et vous avez pris l'habitude de calmer vos petites angoisses avec du sucre, comme d'autres allument une cigarette ou vont faire du sport. Le sucre est devenu votre doudou préféré !

→ **La solution :** Casser le cercle infernal angoisse-consommation de sucre qui mène à la culpabilité et apprendre à gérer votre stress avec des techniques de relaxation comme le yoga ou « la cohérence cardiaque », afin de retrouver un certain équilibre (voir p. 67). Votre bien-être en dépend.

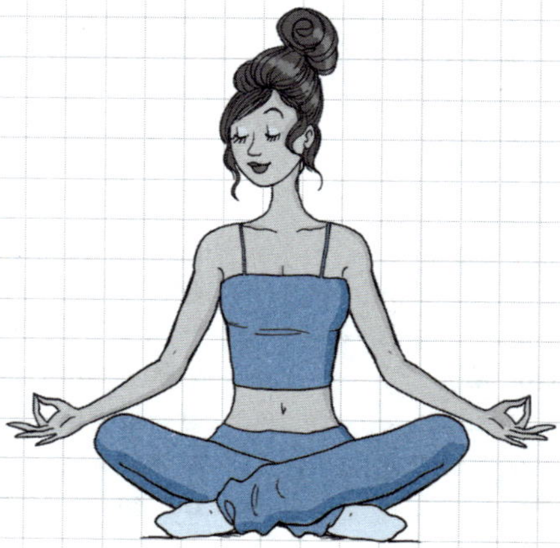

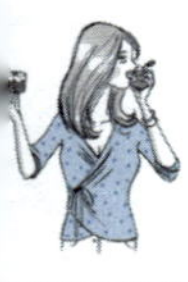

Test : Au fait, quel genre de grignoteuse je suis ?

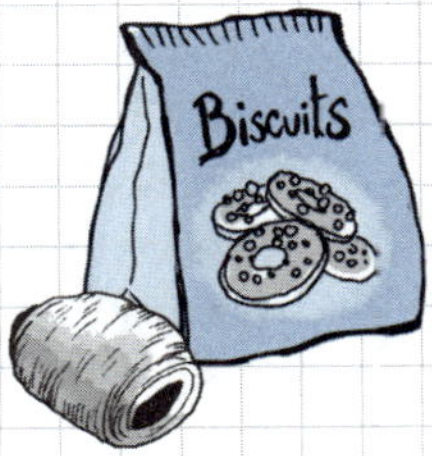

Les repas principaux, vous gérez sans difficulté. Mais entre deux, vous ne maîtrisez plus rien ! Entre petites creux et grosses fringales, vous avalez tout ce qui vous passe sous la main… Faites le point sur vos grignotages en répondant spontanément au test qui suit.

Le petit creux de 11 heures…

■ C'est rare et cela passe facilement avec un verre d'eau.

▲ Ça commence à 9 h 30 et ça vous tiraille jusqu'à midi.

● Ça vous prend lorsque vous avez peu mangé le matin.

Quand vous cuisinez…

▲ Vous ne pouvez pas vous empêcher de tremper vos doigts dans tous les plats.

● Vous goûtez juste pour savoir si c'est assez cuit/salé.

■ Pas besoin de goûter, vous faites confiance à votre instinct !

Il est 17 heures, et votre cerveau vous envoie sans arrêt des images de nourriture…

● Vous vous accordez une petite pause gourmande : après tout, vous le valez bien !

■ Vous croquez dans un fruit et avancez l'heure du dîner.

▲ Vous succombez sans attendre (de toute façon, vous finissez toujours par craquer…).

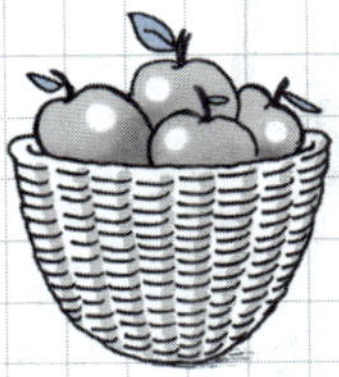

Il est 21 heures, vous avez fini de dîner, mais vous avez encore envie d'un petit quelque chose…

▲ Vous vous ruez sur le chocolat ou les gâteaux.

■ Vous n'avez pas mangé votre dessert, vous le prenez à ce moment-là.

● Un petit carré de chocolat (ou 2 ou 3…), ça ne fait pas de mal…

Vous êtes invitée à un apéritif dînatoire…

● Vous mangez un peu de tout en essayant tant bien que mal de limiter les quantités.

▲ Feuilletés, verrines et mignardises sucrées… vous adorez ça et vous en mangez sans compter !

■ Vous prenez une assiette pour vous composer votre portion de gourmandises salées et sucrées.

Vous allez voir un bon film un soir au cinéma…

▲ Vous achetez du pop-corn (version XXL !) et une bouteille de soda.

● Vous avez prévu quelques bonbons dans votre sac.

■ Vous avez pris une petite collation avant de partir.

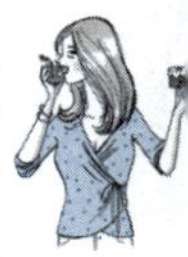

Il est 20 heures, votre moitié n'est pas encore rentrée du travail et ne répond pas au téléphone...

● Vous tournez en rond en regardant l'horloge et grignotez un petit morceau de pain par-ci par-là pour vous calmer.

▲ Complètement stressée, vous ouvrez le placard et avalez de manière compulsive la tablette de chocolat qui traîne.

■ Vous êtes inquiète mais commencez par appeler son (sa) meilleur(e) ami(e).

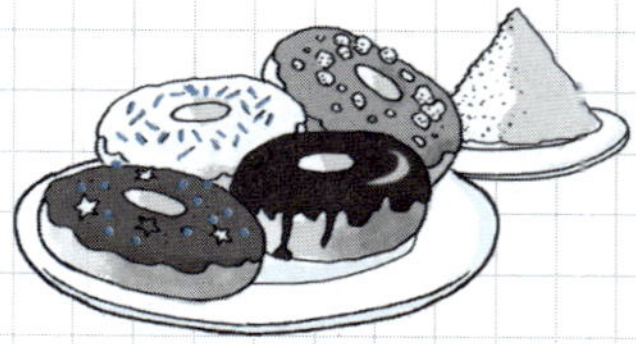

Faites les comptes !

▲	●	■
2	3	2

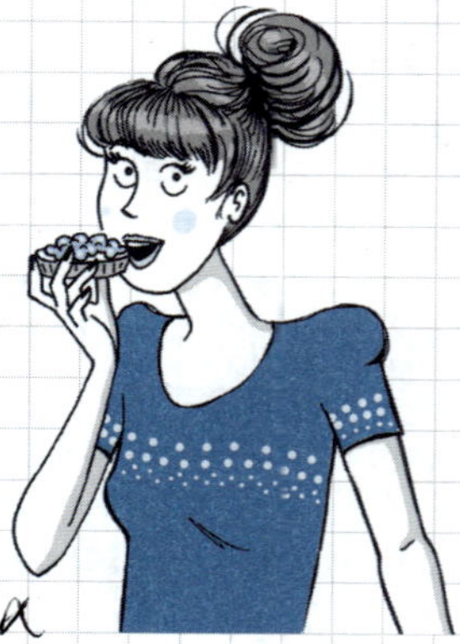

Vous avez une majorité de ▲ : *Vous êtes une grignoteuse invétérée*

Pour vous, toutes les occasions sont bonnes pour grignoter. Et de préférence du sucré, bien sûr ! Vous ne savez pas résister, vous grignotez du matin au soir, quand vous êtes fatiguée, stressée et même par habitude. Pas de panique, vous allez apprendre à mieux structurer vos repas pour éviter les fringales et à mieux choisir les aliments à grignoter.

Vous avez une majorité de ● : *Vous êtes une grignoteuse raisonnable* Axa

Vous essayez de limiter le grignotage sans toujours y parvenir. Un petit carré de chocolat par-ci, un petit gâteau par-là... vous succombez facilement au plaisir, et le stress vous pousse parfois à ouvrir les placards à gâteaux ! Suivez mes conseils et vous atteindrez vite votre objectif « zéro grignotage ».

Vous avez une majorité de ■ : *Vous êtes une grignoteuse (très) occasionnelle*

Le grignotage ? Vous ne connaissez pas... Ou alors, quand vous avez réellement faim ! Et puis, depuis le temps, vous avez mis en place les bonnes stratégies pour éviter de grignoter : vos repas sont bien structurés et vous mangez le plus équilibré possible... Bravo, continuez ainsi !

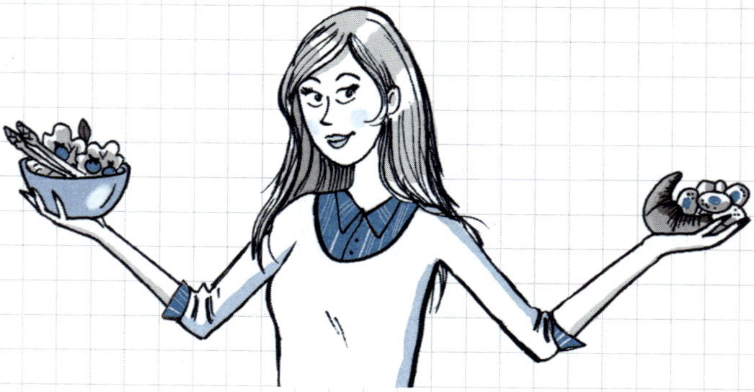

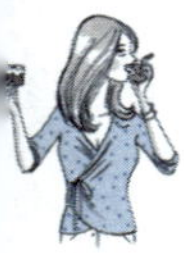

5 règles d'or pour éviter de grignoter

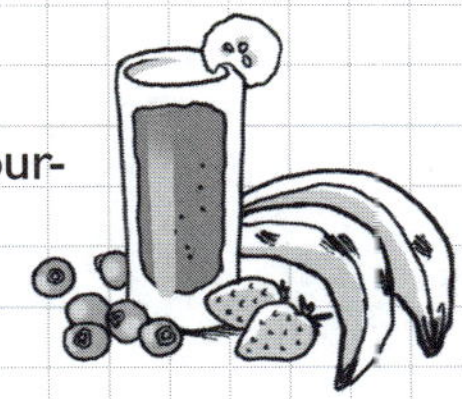

❶ Commencez votre journée par un petit déjeuner

Ce premier repas est indispensable pour éviter les grignotages dans la journée. Si la simple idée de manger au réveil vous donne la nausée, emportez une collation (un fruit frais et quelques amandes, par exemple) que vous consommerez en milieu de matinée.

❷ Structurez vos repas

Entrée + plat + dessert : c'est la formule gagnante. Vous serez ainsi rassasiée durablement.

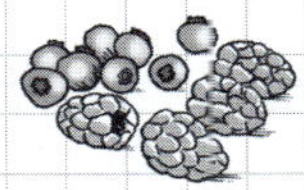

❸ Le goûter n'est pas réservé aux enfants

Accordez-vous une petite collation : un fruit frais ou un laitage… Vous grignoterez moins en préparant le dîner.

❹ Ne faites pas l'impasse sur les féculents

À chaque repas, misez sur les féculents **à IG bas** : quinoa, pâtes cuites *al dente*, riz basmati complet, mais aussi lentilles ou pois chiches… À vous de choisir.

❺ Pensez à boire

Parfois, on confond la faim et la soif. Ayez donc toujours une bouteille d'eau à portée de main. Effet coupe-faim garanti !

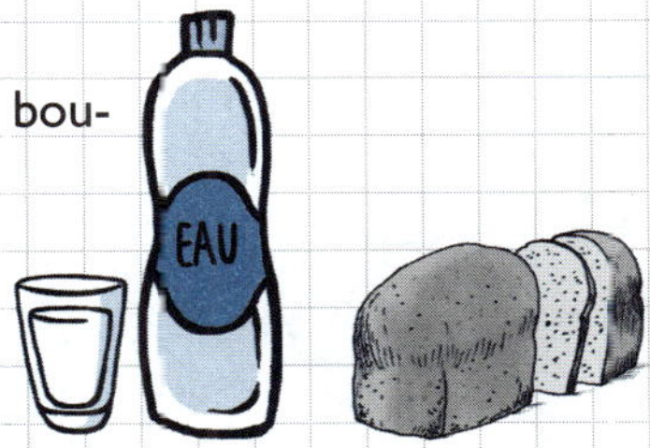

Le grignotage intelligent, ça existe !

Grignoter n'est pas forcément mauvais pour la santé, ni pour la ligne, dans la mesure où les quantités et la fréquence ne sont pas exagérées. Posez-vous cette question : « Ai-je réellement faim ? » Si oui, mangez ! Votre corps le réclame… Mais apportez-lui des aliments réellement nutritifs, pas seulement du sucre aux calories vides, ou du gras qui irait directement remplir les capitons de votre cellulite.

Check-list des meilleurs aliments pour un grignotage malin

- ✔ Un yaourt ou un fromage blanc nature
- ✔ Un fruit frais (pomme, nectarine, clémentine…)
- ✔ Des fruits rouges (fraises, cassis, framboises…)
- ✔ Quelques tomates-cerises
- ✔ Vous aimez quand ça croque ? Pensez aux radis et aux bâtonnets de carotte
- ✔ Quelques noix ou amandes (effet coupe-faim garanti)
- ✔ Un grand verre d'eau pétillante

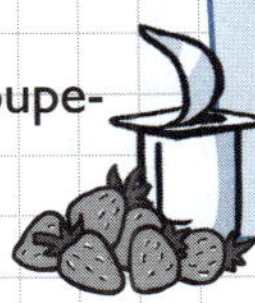

Inventez vos petits rituels !
Lorsque vous avez faim (vraiment faim !), accordez-vous une pause de « grignotage organisé » : asseyez-vous et servez-vous une boisson (eau, thé…) et un « petit quelque chose » (un seul) choisi dans la liste ci-contre. Puis prenez le temps de déguster chaque bouchée de votre en-cas. Effet rassasiant garanti !

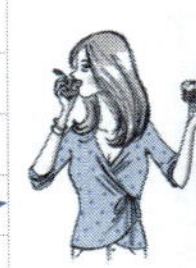

Différencier la faim de l'envie de manger

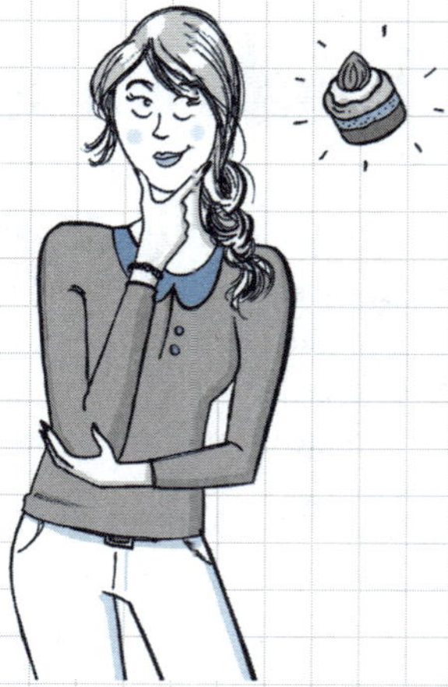

La « faim » et l'« envie de manger » sont deux choses différentes, même si elles nous conduisent toutes les deux à ouvrir la porte du frigo… Alors, savez-vous les distinguer ?

La faim est une sensation physiologique, un besoin réel de l'organisme qui réclame des calories. Elle se traduit par une fatigue générale et des gargouillis dans l'estomac, voire des tiraillements douloureux : c'est l'appel du ventre.

L'envie de manger est d'origine psychologique, elle n'a rien à voir avec un quelconque besoin car le processus ne passe pas vraiment par le ventre… mais par la tête ! Tout à coup, votre esprit est monopolisé par l'image du chocolat ou du paquet de gâteaux qui vous fait de l'œil… Vos glandes salivaires sont déjà en action, et il vous est impossible de penser à autre chose tant que vous n'avez pas assouvi votre pulsion alimentaire.

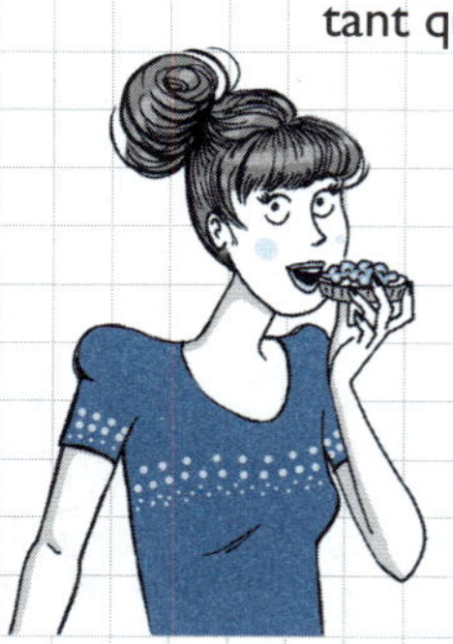

Pourquoi ne sait-on plus faire la différence ?

Manger lorsqu'on a faim implique d'ignorer les horaires de repas auxquels nous sommes habitués et de résister aux multiples sollicitations quotidiennes : les odeurs de chocolatines dans la rue, les gâteaux que les collègues apportent au boulot tous les quatre matins… Finalement, tout devient faussé : on finit par manger par habitude, parce que c'est l'heure, ou même par politesse…

La faim et la satiété sont des signaux permettant de contrôler les apports en énergie. Quand tout est respecté, vous êtes à votre poids de forme. L'envie de manger est comme un petit diable qui vient dérégler ce formidable mécanisme de régulation et enclencher la prise de poids.

Retrouvez vos sensations de faim

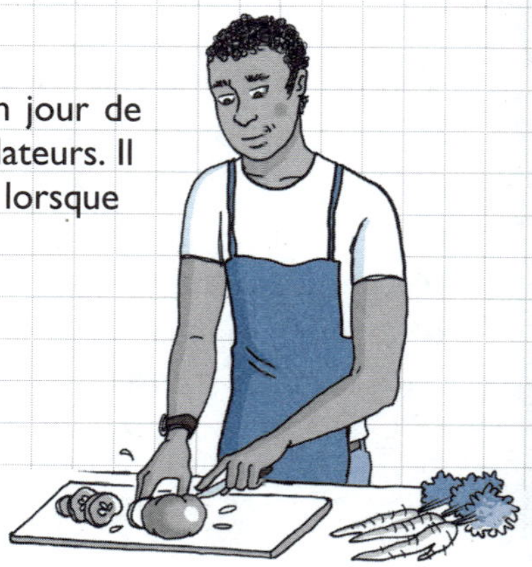

Pour retrouver vos sensations de faim (la vraie !), choisissez un jour de repos et jeûnez jusqu'à ce que vous ressentiez des signes révélateurs. Il est déjà midi ? Et alors ? Que ressentez-vous ? Ne mangez que lorsque vous avez *vraiment* faim.

J'ai faim quand…

- ❑ Je suis fatiguée
- ❑ Mon ventre fait un concerto
- ❑ Je suis irritable (j'envoie tout valser)
- ❑ Autre cas : ………………………………………………………………

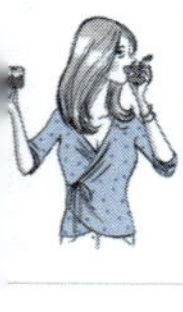

Comment réduire mes envies de sucre ?

Vous savez différencier la faim de l'envie de manger : vous venez de valider la première étape. Maintenant, il s'agit de maîtriser vos envies.

Je fais diversion

Commencez par repérer les heures où vos envies de sucre sont les plus fortes. Est-ce le milieu de l'après-midi ou bien le soir ?

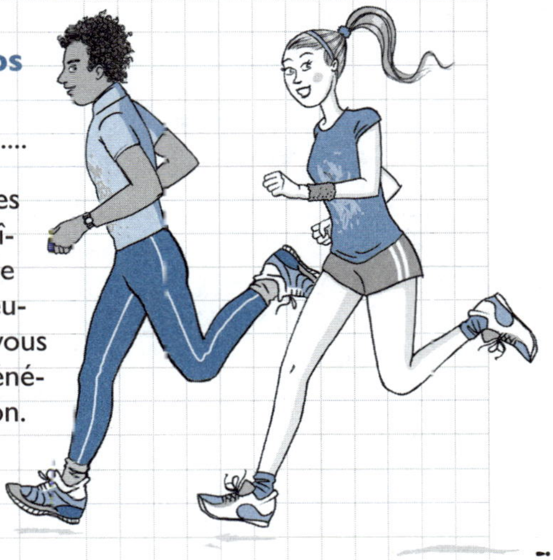

Notez les horaires critiques de vos envies de sucre :

....

Cherchez ensuite des occupations pour ces tranches horaires, le tout étant d'éviter de vous retrouver à traîner dans la cuisine. Vous pouvez, par exemple, prévoir de sortir le chien à ce moment-là (vous ferez un chien heureux), faire du running ou bien prendre l'aspirateur et vous défouler chez vous… Les envies de sucre passent généralement assez rapidement, faites diversion et tenez bon.

Notez vos diversions favorites :

....

Mes autres astuces magiques

En structurant correctement vos repas (avec des aliments à IG bas), vos envies de sucre devraient être beaucoup moins fortes. Si malgré ces efforts, vous êtes assaillie d'envies, prenez **un verre d'eau plate** ou pétillante (ou une boisson chaude) et **choisissez une gourmandise sans sucre.**

J'adopte les gourmandises « sans sucre ajouté »

- ❑ Un laitage nature saupoudré de cannelle
- ❑ Une dizaine d'amandes et 2 ou 3 abricots secs
- ❑ 2 carrés de chocolat noir à 70 % de cacao
- ❑ Un ramequin de mousse glacée à la banane sans sucre (voir recette p. 41)

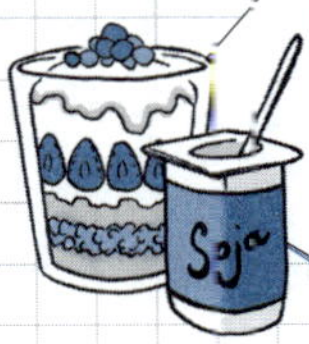

À tester : le chrome (en ampoules ou en gélules), un oligoélément qui réduit les envies de sucre en améliorant l'efficacité de l'insuline. Posologie conseillée : 2 ampoules ou 3 gélules par jour pendant 15 jours.

Je me brosse les dents

Une envie de sucre en fin de repas ? Autorisez-vous un carré de chocolat noir à 70 % de cacao minimum, avec le café ou le thé, et brossez-vous les dents tout de suite après. Vous verrez, c'est magique : le brossage des dents inactive les envies de sucre !

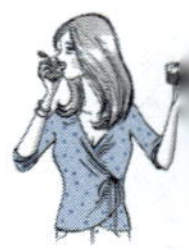

Comment se déshabituer du goût sucré ?

Un max de goût… sans sucre !

Oui, c'est possible !
Demandez autour de vous : ceux qui sont passés au café ou au thé sans sucre n'apprécient plus de les boire sucrés.

« Sans sucre » ne veut pas dire « sans goût » ! Il suffit d'habituer vos papilles gustatives à un niveau de sucre plus faible. Mais attention : supprimer le sucre d'un coup n'est pas chose aisée, allez-y par paliers ! Par exemple, prenez des yaourts nature plutôt que sucrés, et réduisez semaine après semaine la quantité de sucre ajouté… jusqu'à ne plus en mettre du tout. Leur goût acide vous rebute ? Commencez par des yaourts au lait entier, au goût nettement plus doux.

Au lieu de manger ou de boire	Je choisis plutôt
Un laitage sucré	Un laitage nature (avec éventuellement un fruit coupé en morceaux)
Une glace	Un fruit frais
Un verre de soda ou de sirop	Une eau pétillante avec un filet de jus de citron
Des biscuits ou un snack sucré	Quelques amandes, noisettes ou noix, et un fruit
Du chocolat au lait	Du chocolat noir à 70 % de cacao minimum
Des céréales ou du müesli sucré	Du müesli sans sucre ajouté
Du pain de mie	Du pain complet au levain
Du riz blanc	Du riz complet

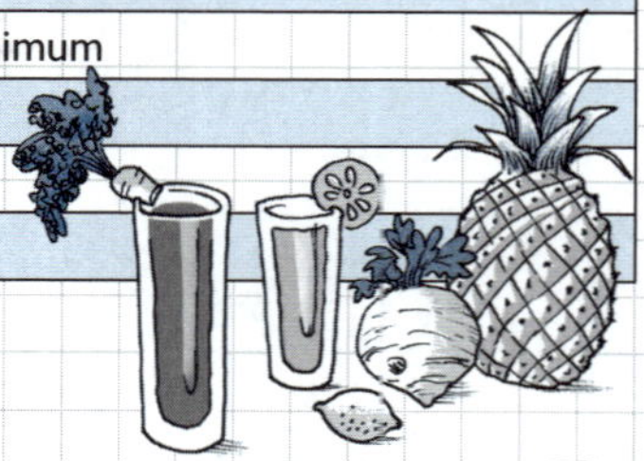

Soyez créative

Si vous n'arrivez pas à manger votre yaourt sans sucre, mangez-le avec une compote sans sucre : c'est délicieux.

Osez les épices et les aromates dans vos desserts : vous pouvez par exemple ajouter 2 ou 3 gouttes d'extrait de citron, d'amande amère ou de café dans des laitages nature. Et pourquoi pas de la cannelle ou de la vanille ?

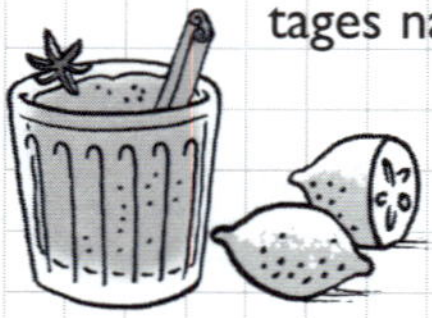

Pour vos salades de fruits, parfumez-les avec de la menthe ou du basilic ciselé : succès garanti ! Une envie de glace ? Réalisez de délicieux sorbets, glaces et mousses glacées maison (voir p. 75).

Une envie de sucre ?

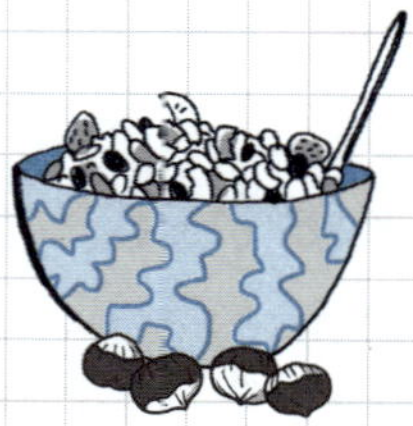

Pensez aux aliments naturellement sucrés : quoi de meilleur qu'un bol de fraises quand elles sont bien mûres ? Et pas besoin de les saupoudrer de sucre !

Les fruits séchés (pruneaux, abricots secs) sont également une bonne alternative à condition de ne pas en abuser : vous aurez votre dose de magnésium en sus.

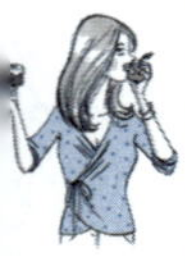

À la découverte des céréales non raffinées

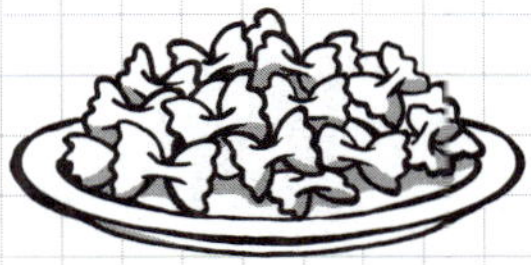

Les pâtes, le riz et la semoule… vous connaissez bien. Je parie que vos placards en regorgent ! Malheureusement, ces céréales sont trop souvent raffinées : les grains de riz ou de blé sont débarrassés de leur enveloppe externe, et en même temps de leurs intérêts nutritionnels : fibres, magnésium et vitamines du groupe B disparaissent au fur et à mesure que les céréales blanchissent. Choisissez-les donc le plus souvent possible en version complète ou semi-complète. Leur IG est plus faible, et vous y gagnerez en fibres et en minéraux.

> Préférez les céréales complètes issues de l'agriculture biologique pour éviter d'ingérer des pesticides.

Le retour des céréales anciennes

Le lundi : des patates ; le mardi : des spaghettis ; le mercredi : du riz… N'êtes-vous pas lassée de toujours manger la même chose ? Et si vous partiez à la découverte de nouvelles saveurs : l'épeautre, le sarrasin ou le kamut par exemple. Vous trouverez toutes sortes de céréales dans les magasins bio : en grains, en farine, en semoule ou boulgour… Riches en fibres, en minéraux et oligoéléments, ces céréales « brutes » permettent de réaliser des menus délicieux et originaux, et de faire le plein de nutriments essentiels, le tout avec un IG bas. Elles sont aussi plus rassasiantes que les céréales raffinées. Alors, n'attendez plus : goûtez-les !

Le matin, oubliez les céréales classiques, trop sucrées et trop transformées, et découvrez les flocons de céréales « sans sucre ajouté » : avoine, blé, sarrasin, épeautre… Mélangées avec des fruits et du yaourt (ordinaire ou végétal), elles vous rassasieront jusqu'au déjeuner.

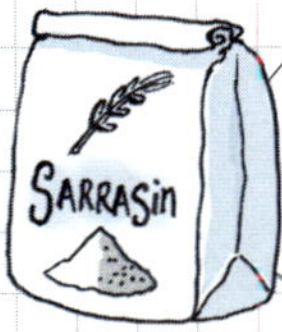

> Le fait de consommer davantage de quinoa, de sarrasin ou de fonio permet aussi de réduire sa consommation de blé (et de gluten). Et comme on en consomme de plus en plus, il est temps d'y mettre un coup de freins !

> Des céréales plus riches en fibres et plus rassasiantes, c'est bon pour la ligne.

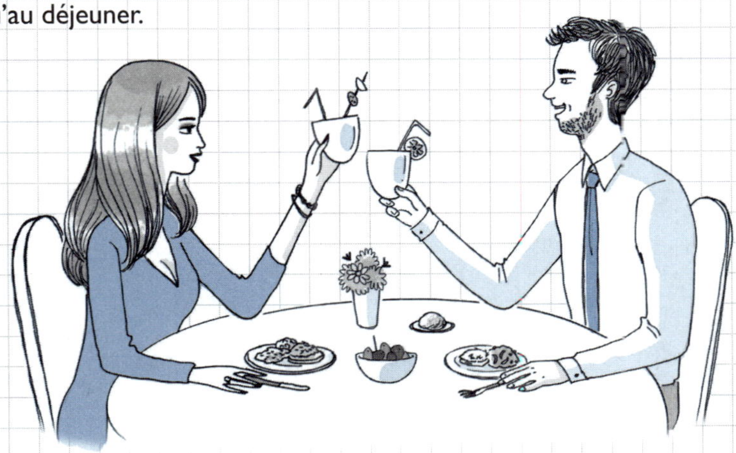

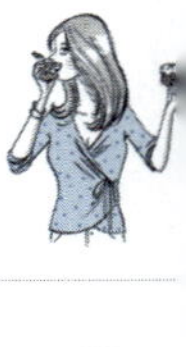

Mes stratégies pour déjouer les pièges à sucre dans la vie quotidienne

Au quotidien, les tentations sucrées sont partout : au boulot, dans la rue, et même à la maison. Alors, comment y résister ? Suivez mes conseils !

Au travail

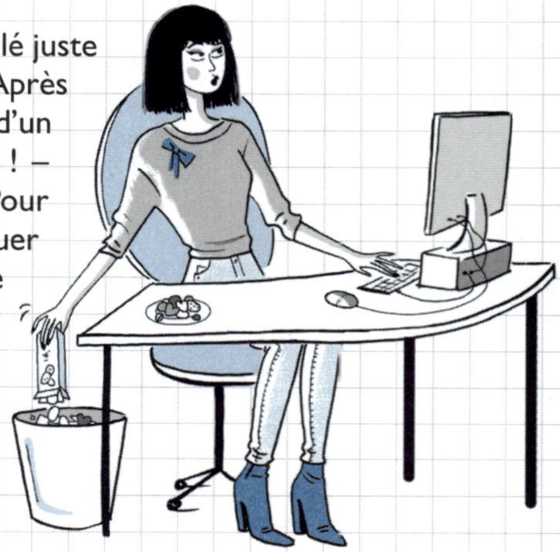

Le scénario catastrophe : votre collègue de bureau, installé juste en face de vous, attaque sa journée avec un croissant. Après le déjeuner, un client vous rapporte des biscuits anglais d'un récent voyage (comme c'est gentil…). Et – le pompon ! – vers 17 heures, vous êtes invitée à un pot de départ… Pour éviter de flancher, deux options s'offrent à vous. Jouer franc-jeu et annoncer fièrement et fermement votre défi : 3 semaines sans sucre. On vous regardera avec un certain étonnement, mêlé de respect. L'autre solution : prétendre une pseudo-allergie à certains additifs alimentaires. Personne n'osera vous tenter !
De votre côté, pour ne pas craquer, inscrivez vos motivations et objectifs sur un papier placé bien en vue sur votre bureau.

Au distributeur de snacks

Quel est le point commun entre les halls de gare, les salles d'attente des lieux publics et les salles d'embarquement des aéroports ? Les distributeurs de snacks, bien sûr ! L'attente et l'ennui nous poussent souvent à grignoter, mais ces distributeurs n'offrent malheureusement rien de sain ni de léger ! La solution : s'asseoir toujours à distance respectable, tromper l'ennui en emportant un bon livre dans son sac et prévoir, si besoin, une petite collation (en cas d'attente prolongée) – une bouteille d'eau et un fruit frais.

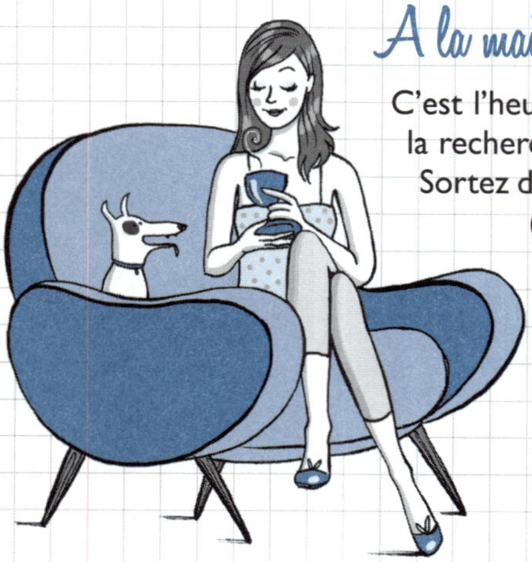

À la maison

C'est l'heure de l'en-cas et vous plongez déjà dans le placard à la recherche de la brioche, des bonbons, des cookies… Stop ! Sortez du frigo la belle salade de fruits que vous avez préparée (avec vos fruits préférés) et profitez de ce moment de détente.

En famille
Pour que les repas en famille (en comité restreint ou version XXL) ne se transforment pas en galère, optez pour un menu 100 % compatible avec votre programme « stop au sucre ». Vous trouverez p. 74 des recettes qui plairont certainement à tous.

Mieux faire mes courses

Votre programme sans sucre ne commence pas chez vous mais au supermarché ! Réfléchissez : si vous ramenez à la maison des gâteaux, confiseries et autres sucres trop raffinés, il sera bien plus difficile de résister aux tentations. Alors, pour éviter de dériver vers le rayon des biscuits ou d'échouer devant les linéaires de chips lorsque vous faites vos courses, adoptez ma stratégie…

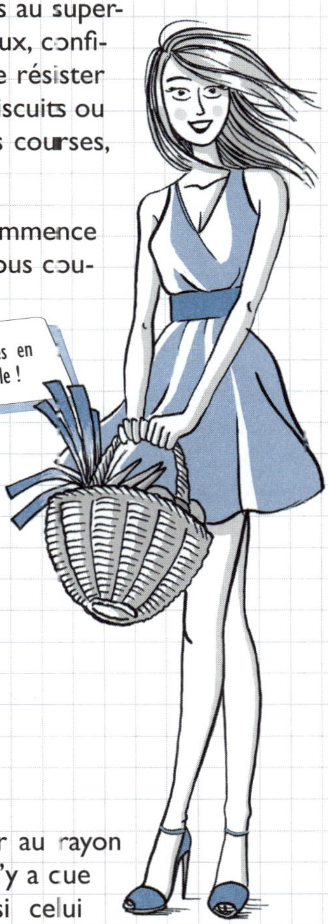

1. Allez faire vos courses le ventre plein. Si votre estomac commence à tirailler à peine les pieds mis dans la galerie marchande, vous courez droit au désastre ! Le meilleur moment : juste après un repas.

2. Faites une liste ! La bonne méthode : listez précisément les aliments dont vous avez besoin à partir des menus proposés dans le chapitre 3 (voir p. 39). Vous aurez ainsi tout ce qu'il vous faut – et rien que ce qu'il faut – pour votre programme « stop au sucre » : vous allez faire des économies !

Une bonne alternative : les courses en « drive ». Aucune tentation possible !

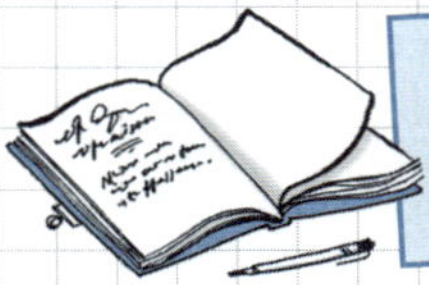

La liste : un pense-bête pas si bête
Une liste établie d'après des menus précis permet aussi d'éliminer le sempiternel casse-tête : « Qu'est-ce que je fais à manger ce soir ? »

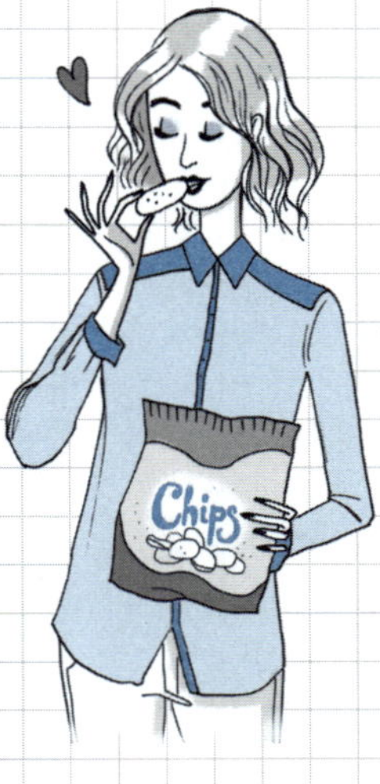

3. Non, ce n'est pas la peine de passer au rayon des chips et des biscuits apéritif ! Il n'y a que des sucres raffinés. Bannissez aussi celui des biscuits et confiseries : ce n'est pas le moment de vous laisser tenter…

4. Aux caisses, pendant que vous attendez votre tour, vous lorgnez sur les confiseries ? La solution : choisir les caisses libre-service (celles où vous scannez vous-même vos articles). Il n'y a pas de présentoirs remplis de confiseries et, généralement, l'attente est faible, ce qui vous fait aussi gagner du temps (vos courses vont devenir un jeu d'enfants).

Faites les courses, pas la course !
Prenez votre temps, vous n'êtes pas chronométrée… Si vous oubliez quelque chose, il faudra y revenir. Et vous avez autre chose à faire, non ?

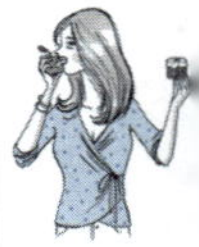

Débusquer les sucres ajoutés sur les étiquettes

« Sans sucre », « sans sucre ajouté », « allégé en sucre »... Vous êtes un peu perdue avec toutes ces allégations nutritionnelles ? J'éclaire votre lanterne...

Examinez **le tableau nutritionnel ci-dessous inscrit sur une boîte de biscuits secs** : il donne, entre autres, la teneur en glucides du produit, sachant que les glucides regroupent tous les sucres (amidon, sucre ajouté, lactose, fructose...).

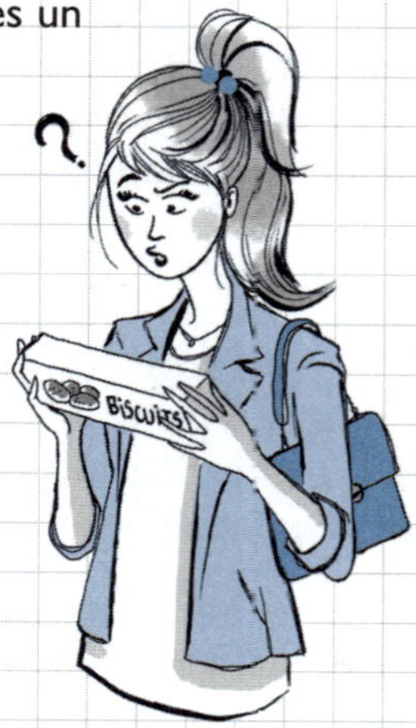

Valeurs nutritionnelles	Pour 100 g
Protéines	7 g
Lipides	19 g
Glucides **dont sucres**	69 g 25 g

La liste des ingrédients vous permet de débusquer les sucres... mais ces derniers se cachent parfois sous des dénominations barbares : glucose, mélasse, sirop de glucose, sirop de glucose-fructose, dextrose, fructose, sucre inverti... Fuyez les produits dont ces ingrédients sont en tête de liste !

L'indication **« dont sucres »** fait référence aux « sucres simples » : ils comprennent le sucre ajouté, mais aussi le lactose, le glucose ou le fructose (le reste correspond à l'amidon). À ne pas confondre avec « sucre ajouté ».

La mention **« sans sucre ajouté »** signifie qu'aucun sucre n'a été ajouté dans le produit, seuls les sucres naturels sont présents (jus de fruits sans sucre ajouté, par exemple). Attention : ces aliments peuvent contenir des édulcorants (qui ne sont pas des sucres !), lisez bien la liste des ingrédients.

La mention **« sans sucre »** indique que le produit ne contient pas de sucre ordinaire ajouté, mais il peut contenir d'autres glucides ajoutés : polyols, fructose, ou des édulcorants (bonbons sans sucre, par exemple). Paradoxalement, ces produits sont souvent riches en glucides. Vous avez dit « attrape-nigaud » ?

Ne tombez pas dans les pièges des industriels : préférez les produits « sans sucre ajouté » et vérifiez bien la liste des ingrédients.

La mention **« allégé en sucre »** indique que le produit contient moins de sucre ajouté (30 % de moins au minimum) que le produit de référence (compote allégée en sucres, par exemple).

La mention **« light »** ne fait pas toujours référence aux sucres. Elle peut concerner uniquement les graisses (crèmes dessert *light*, par exemple).

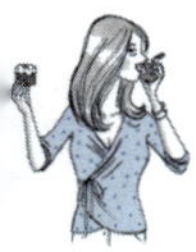

Coup de balai dans mon frigo et mes placards

Avant de commencer votre programme, pensez à faire le tri dans votre cuisine. Voici une liste d'aliments de base pour bien démarrer votre détox au sucre et perdre quelques kilos au passage. Si vous ne vivez pas seule, remisez les aliments raffinés (biscuits, céréales, confiseries…) dans un placard que vous n'êtes pas obligée d'ouvrir trois fois par jour !

Dans mon réfrigérateur/congélateur, j'ai…	**Dans mon placard, je stocke…**
Lait demi-écrémé Yaourts au lait de vache ou de soja Fromages blancs et petits-suisses nature	Riz basmati complet ou semi-complet Semoule complète Quinoa, boulgour, spaghettis complets Orge, petit épeautre, sarrasin
Gruyère râpé, parmesan Fromages au choix	Farine de type 110 ou 150, farine de blé noir, farine d'épeautre complète Son d'avoine
Crème fraîche légère (épaisse ou liquide) Beurre	Huiles végétales : olive, noix, noisette, colza…
Jambon blanc et jambon de volaille Filets de poulet et steaks hachés maigres (à 5 % MG) Pavés de saumon, filets de poissons blancs	Conserves de poisson au naturel ou au citron/aux aromates : thon, sardines, maquereaux
Œufs frais Steaks végétaux	Sel, poivre, épices (dont cannelle) et aromates Ail, oignons et échalotes
Légumes frais de saison Légumes surgelés nature (épinards en branches, haricots verts…) Légumes surgelés pour potage	Conserves de légumes frais et secs au naturel : haricots verts, cœurs de palmier, lentilles, pois chiches… Légumes secs : haricots secs, flageolets, pois cassés… 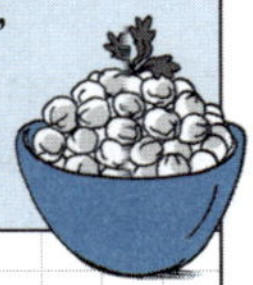
Fruits frais de saison et compotes sans sucre ajouté 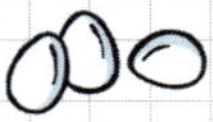	Amandes mondées, noix sèches Chocolat noir à 70 % de cacao minimum, cacao en poudre sans sucre
Citron frais Moutarde, câpres et cornichons	Jus de citron Vinaigre de vin ou de cidre Coulis de tomates, concentré de tomates et tomates pelées en conserve
Pain au levain tranché (éventuellement congelé)	Flocons de céréales sans sucre (avoine, quinoa…)
Eau fraîche (plate ou pétillante) Jus de tomates	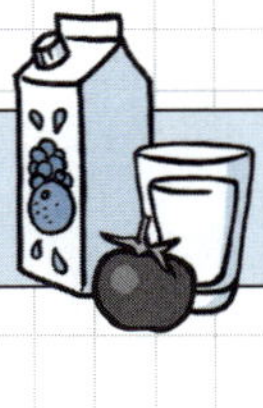

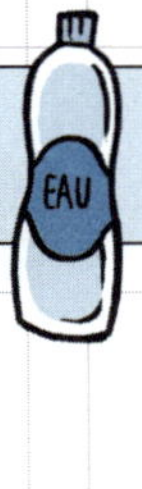

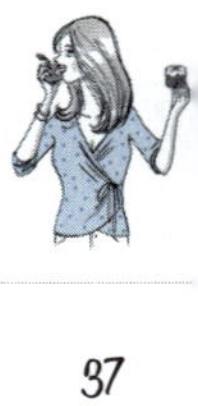

Chapitre 3

Ma détox au sucre en 3 semaines

Ça y est : vous voici dans les starting-blocks ! Parce qu'une détox au sucre n'est pas un long fleuve tranquille, je vous accompagne **pendant 3 semaines**. Et pour faire pencher l'aiguille de la balance du bon côté, je vous livre mes conseils de pro et vous dévoile toutes mes astuces infaillibles. Les sucres ajoutés et raffinés ne seront bientôt plus qu'un lointain souvenir…

1re semaine

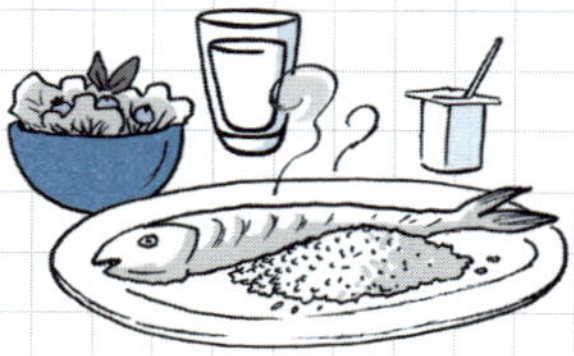

Mes 3 règles d'or

❶ Je fais 3 repas par jour

Le célèbre dicton qui nous indique de faire « un petit déjeuner de roi, un déjeuner de prince, un dîner de mendiant » serait-il le secret de la minceur ?

❷ J'arrête de manger quand je n'ai plus faim

Cela paraît logique mais important de le rappeler ! Pour cela, évitez les assiettes XXL, servez-vous des portions raisonnables, et prenez votre temps (20 minutes par repas au minimum).

❸ Je bois de l'eau

C'est la seule boisson indispensable à la vie ! Si l'eau plate vous rebute, ajoutez-y un filet de jus de citron ou bien passez à l'eau pétillante.

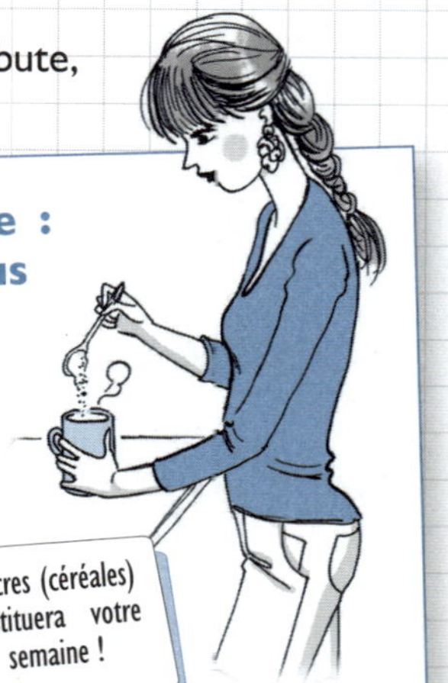

Mon objectif « zéro sucre » cette 1re semaine : habituer mon palais à un niveau de sucre plus faible en réduisant les sucres ajoutés.

- ❑ Je supprime les bonbons et autres friandises trop sucrées.
- ❑ Je réduis ou je supprime le nombre de sucres dans les boissons chaudes.
- ❑ J'évite les sodas et autres jus de fruits sucrés.
- ❑ Je choisis des desserts « sans sucre ajouté ».

Réduire les sucres (céréales) raffinés constituera votre défi de la 2e semaine !

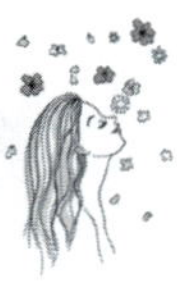

Le matin, qu'est-ce que je mange ?

Ne faites pas l'impasse sur le petit déjeuner, c'est le repas le plus important de la journée. Ceux qui le sautent ont tendance à grignoter davantage dans la journée… C'est bien ce que vous souhaitez éviter ?

Choisissez une boisson, café, thé ou infusion, et réduisez le sucre au strict minimum !

Laissez de côté les croissants ou les corn-flakes sucrés et **préférez un bon pain de campagne** ou éventuellement des biscottes, avec un peu de beurre ou de margarine.

N'oubliez pas de prendre **un aliment riche en protéines** : un yaourt, un fromage blanc, une tranche de jambon ou un œuf… Ces aliments ont un fort pouvoir rassasiant et permettent de conserver la masse musculaire. Autrement dit, vous perdez du gras mais pas vos muscles.

Terminez éventuellement par un fruit frais si vous avez l'habitude d'en consommer le matin (attention : pas plus de 3 fruits par jour).

Exemples de petits déjeuners pauvres en sucres ajoutés

Café noir 2 tranches de pain de campagne + beurre 1 fromage blanc nature	Thé aux fruits rouges ½ bol de céréales sans sucre ajouté + 1 yaourt nature + des morceaux de fraise	Thé vert à la menthe 4 biscottes + beurre 1 tranche de jambon blanc 1 kiwi

Composez votre petit déjeuner préféré :

....

....

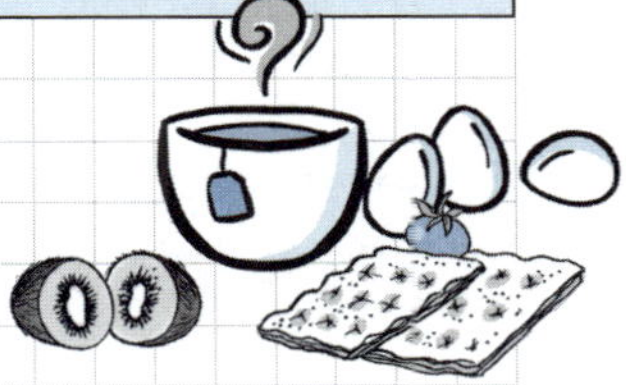

Mes repas

On ne le dira jamais assez : pour éviter les envies de sucre, vos repas doivent être É-QUI-LI-BRÉS !

1. **Une entrée** : misez sur les crudités ou la soupe, ces aliments ont déjà un effet coupe-faim efficace.
2. **Un plat principal** : l'assiette idéale est constituée pour moitié de légumes, l'autre moitié étant partagée entre les aliments protéinés (viande, poisson, œufs, tofu) et les céréales.
3. **Un morceau de fromage** ? Pourquoi pas ! Mais pas plus de 30 g (⅛ de camembert, par exemple). Vous pouvez aussi choisir un laitage : fromage blanc, yaourt, petits-suisses nature, bien sûr, pour réduire les sucres ajoutés.
4. **Un dessert** : pensez aux fruits frais (crus ou cuits) ou aux compotes « sans sucre ajouté ».

Le pain est autorisé à condition de supprimer les céréales du repas… sauf si vous avez prévu de faire 2 heures de sport !

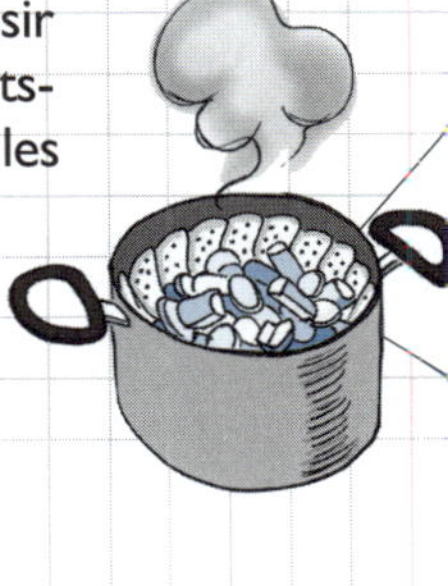

Remplacez les fritures et les rissolages par des cuissons plus saines et plus légères : vapeur, papillotes, poêle antiadhésive… Rangez la friteuse au grenier et sortez le cuit-vapeur. Vous verrez, ça change tout.

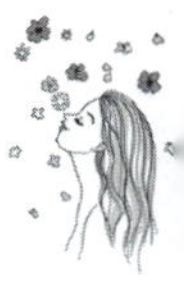

Et l'alcool ?

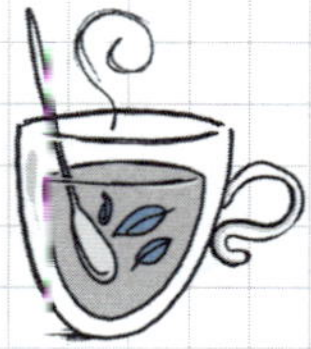

Certains alcools contiennent du sucre (vins blancs liquoreux, cocktails…), d'autres non (vin rouge, champagne, par exemple) mais TOUS sont riches en calories ! Pour preuve : 1 g d'alcool apporte 7 calories, tandis que 1 g de sucre n'en apporte « que » 4… Alors, soyez raisonnable et laissez les alcools dans le placard pendant votre détox.

Mes menus savoureux et variés, sans sucre ajouté

Voici 7 jours de menus (déjeuners et dîners) respectant les objectifs de la semaine pour bien démarrer votre détox au sucre, agrémentés de recettes simples et riches en goût. N'oubliez pas de faire votre liste de courses !

À noter : Les recettes sont généralement données **pour 1 personne** (sauf indication contraire). Il suffit de multiplier les quantités par le nombre de convives présents à table.

Mon mémo d'équivalences

Si je n'aime pas…	Je peux remplacer par…
Un légume	Un autre légume (cru ou cuit)
Une viande ou un poisson	Une autre viande ou un autre poisson ou 2 œufs
Une céréale	Une autre céréale, des légumes secs ou des pommes de terre
Un fruit	Un autre fruit ou une compote
Un laitage	Un autre laitage

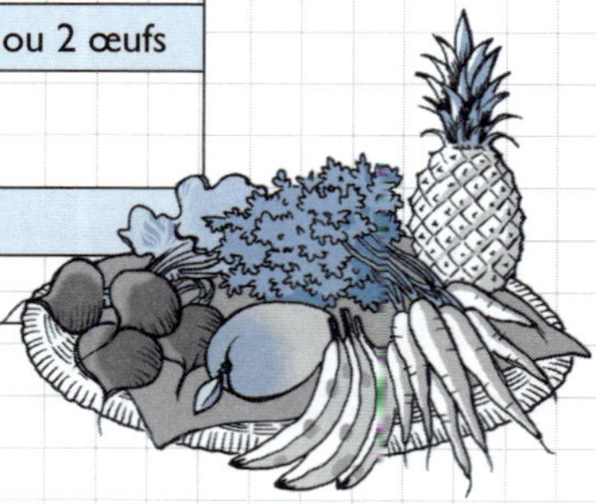

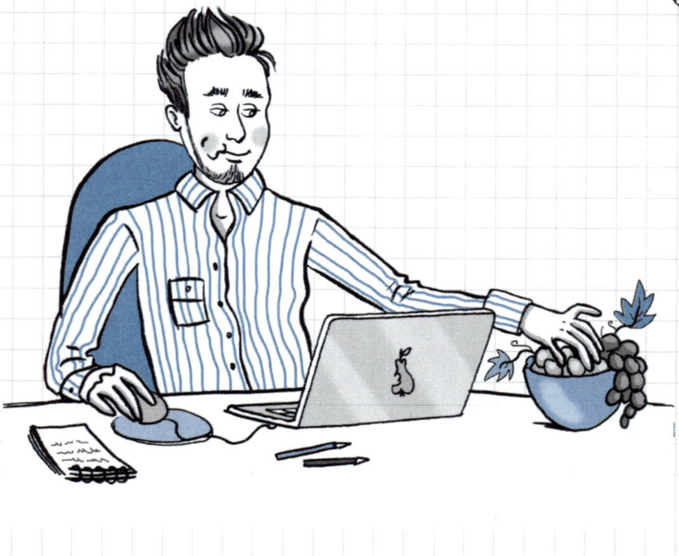

JOUR 1

Déjeuner

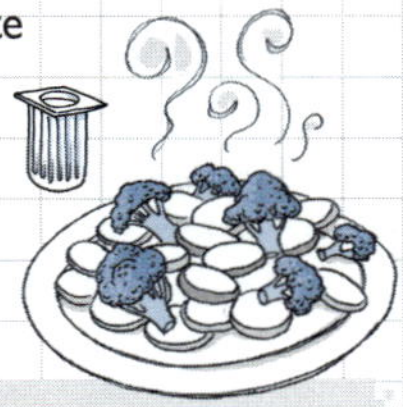

- Asperges vertes, sauce vinaigrette
- Steak haché à 5 % MG au gril
- Courgettes sautées et pennes
- Petit-suisse nature à 20 % MG
- Papillote de pomme, amandes et cannelle

Papillote de pomme, amandes et cannelle

Préchauffez le four à 200 °C (th. 6-7). Épluchez 1 pomme golden, coupez-la en quartiers et posez ces morceaux au centre d'un papier sulfurisé. Saupoudrez de cannelle en poudre et ajoutez une petite noisette de beurre par-dessus. Fermez la papillote et enfournez pour 15 minutes. Pendant ce temps, faites griller à sec quelques amandes effilées. Parsemez-en les quartiers de pomme à la sortie du four.

Dîner

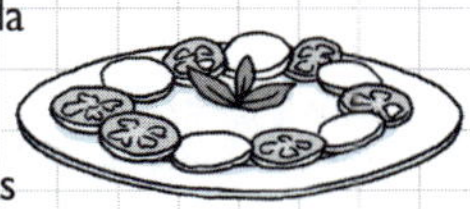

- Salade de tomates-mozzarella et basilic ciselé
- Jambon blanc dégraissé
- Pommes de terre et haricots verts vapeur, assaisonnés d'un peu d'huile de sésame
- Carpaccio de fraises à la menthe

Carpaccio de fraises à la menthe

Lavez et ciselez quelques feuilles de menthe fraîche. Lavez environ 200 g de fraises bien parfumées et coupez-les en carpaccio, c'est-à-dire dans le sens de la longueur. Disposez les morceaux en rond sur une assiette à dessert. Parsemez de menthe et dégustez.

Certains fruits comme la pomme ou la banane révèlent leur saveur sucrée à la cuisson et permettent de réaliser de délicieux desserts sans ajout de sucre. En revanche, méfiez-vous des fruits acides (abricot, framboises, rhubarbe…) : une fois cuits, leur acidité ressort et, sans sucre, c'est la fête à la grimace.

Votre entrée ou votre plat contiennent du fromage ou du lait ? Eh bien, vous avez déjà votre dose de calcium, inutile d'en consommer par la suite.

JOUR 2

Déjeuner

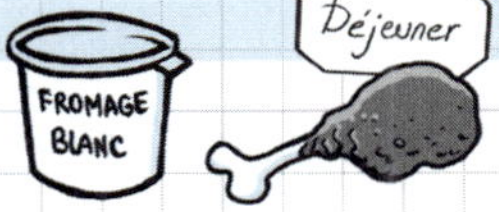

- Salade frisée aux noix
- Poulet rôti aux herbes
- Riz basmati et tomates à la provençale aux noisettes
- Fromage blanc à 20 % MG + compote sans sucre ajouté

Si vous avez envie de manger du pain, supprimez tout autre féculent de votre repas ! Ce serait dommage de compenser le sucre par un excès de pain ou autres céréales.

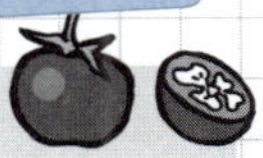

Tomates à la provençale aux noisettes

Préchauffez le four à 180 °C (th. 6). Coupez 2 belles tomates en deux, salez-les et placez-les dans un plat allant au four. Épluchez et hachez finement 1 gousse d'ail. Lavez et ciselez quelques branches de persil et du basilic frais. Mélangez avec un peu d'huile d'olive, salez, et versez-en un peu sur les demi-tomates. Parsemez dessus un peu de poudre de noisettes (ou de noisettes concassées), ajoutez un peu d'eau dans le fond du plat et enfournez pour environ 30 minutes.

Dîner

- Soupe de légumes variés
- Œuf coque
- Boulgour et épinards sautés + parmesan
- Mousse glacée à la banane

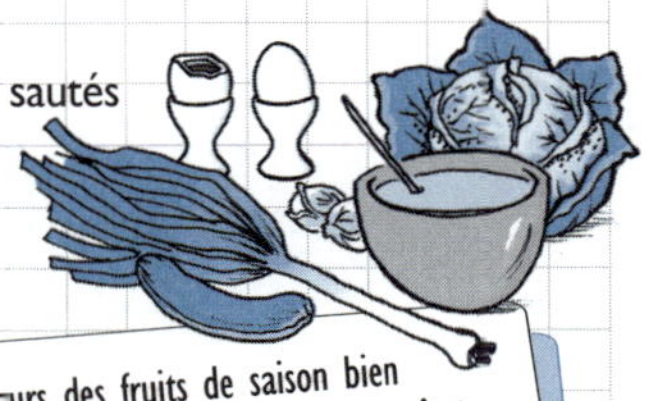

Choisissez toujours des fruits de saison bien mûrs : ils paraissent plus sucrés (alors que c'est simplement la nature des glucides qui évolue au cours de la maturation) et permettent de réaliser de bons desserts, sans ajout de sucre.

Mousse glacée à la banane

Épluchez et coupez en rondelles 1 banane bien mûre et mettez-la au congélateur jusqu'à ce qu'elle durcisse. Placez-la ensuite dans un mixeur avec 2 cuillerées à soupe de crème fleurette et mixez jusqu'à l'obtention d'une mousse bien crémeuse et onctueuse. Dégustez illico !

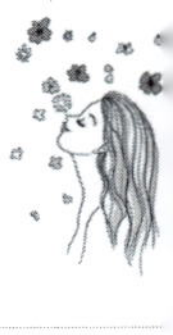

JOUR 3

Déjeuner

- Salade composée : mâche, avocat, tomates-cerises, comté, sauce vinaigrette au citron
- Tajine de poulet aux légumes
- Semoule de couscous
- 2 kiwis

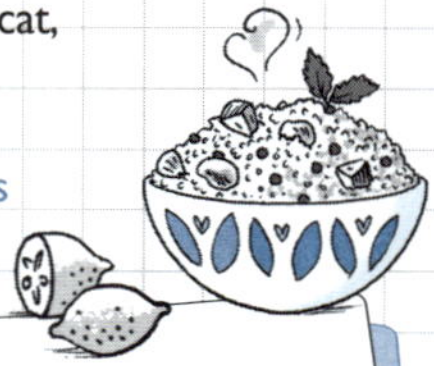

Le saviez-vous ?
Le citron permet d'abaisser l'IG du repas d'environ 25 %. Arrosez-en généreusement les crudités, ou ajoutez un filet de jus de citron dans votre verre d'eau : c'est rafraîchissant et ça facilite la digestion !

Dîner

- Radis à la croque au sel
- Rôti de porc froid + moutarde
- Chou-fleur à la béchamel
- Salade tutti frutti aux épices
- 1 à 2 tranches de pain de campagne

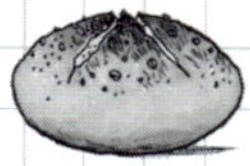

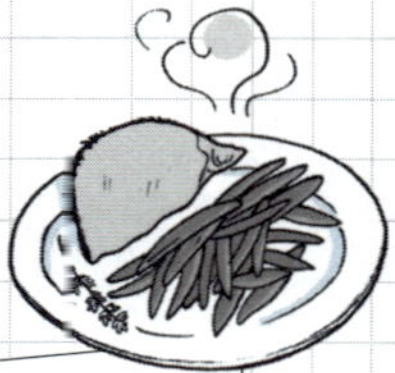

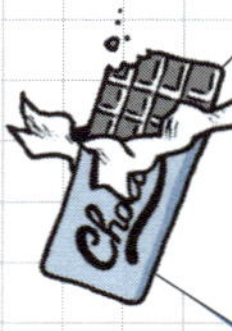

Une envie de chocolat ? Succombez, c'est permis ! Mais choisissez-le très noir : plus il est riche en cacao, moins il contient de sucre. Le minimum requis : 70 % de cacao. Pour mieux le savourer, dégustez-le par toutes petites bouchées et laissez-le fondre sur la langue. Mmm !

Tajine de poulet aux légumes (pour 4 personnes)

Dans une cocotte, faites revenir 4 cuisses de poulet (sans la peau) avec un peu d'huile, puis réservez sur une assiette. Pelez et émincez 1 oignon, épluchez et coupez en morceaux 2 courgettes, 1 belle aubergine et 3 carottes. Mettez les légumes dans la cocotte avec le poulet, ajoutez 1 verre d'eau, 1 cuillerée à café de cumin et 1 cuillerée à soupe de mélange d'épices à tajine (ou à couscous). Salez et laissez cuire à feu doux de 45 minutes à 1 heure. À la fin de la cuisson, ajoutez une poignée d'amandes entières préalablement grillées à sec dans une poêle.

Salade tutti frutti aux épices (pour 4 personnes)

Épluchez et coupez en tout petits cubes 1 pomme, 1 poire, 2 kiwis, 1 banane, ½ mangue, 4 abricots secs et quelques fraises. Arrosez le tout d'un filet de citron, ajoutez les graines de 1 gousse de vanille, 1 bâton de cannelle, 2 étoiles de badiane et 2 clous de girofle. Ajoutez aussi ½ verre de jus multifruits. Mélangez et laissez 1 heure au frais. Au moment de servir, retirez la badiane et la cannelle.

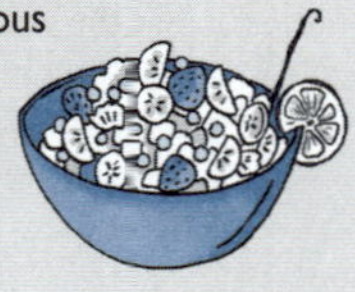

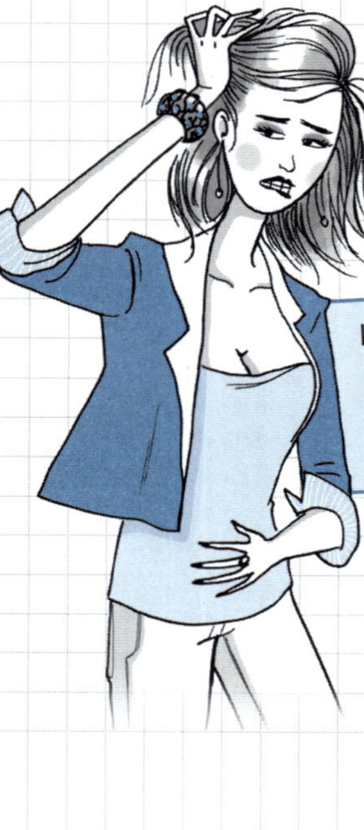

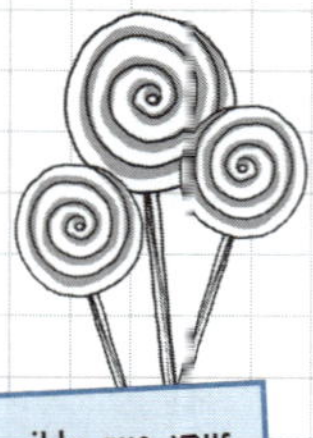

Les premiers jours de votre détox au sucre, il est possible que vous ressentiez des symptômes de « manque ». Maux de tête, fatigue inhabituelle et moral en berne sont les troubles parfois évoqués selon le niveau de dépendance physique et psychologique propre à chacun. Reposez-vous et tenez bon !

JOUR 4

Déjeuner

- Pomélo
- Escalope de veau poêlée
- Röstis de courgettes et pommes de terre
- Fromage blanc nature

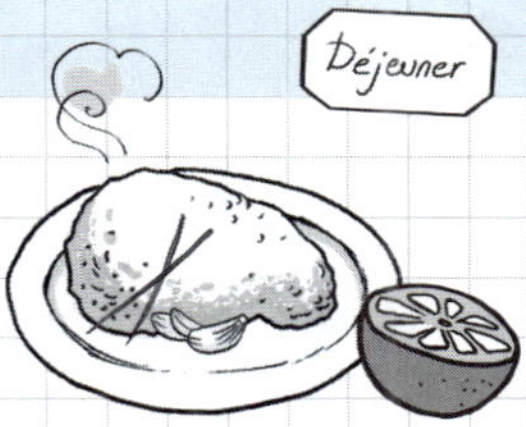

Dîner

- Salade de roquette aux pignons
- Steak de thon au gril
- Poêlée de légumes surgelés et tagliatelles
- Yaourt brassé nature
- Soupe de melon aux framboises

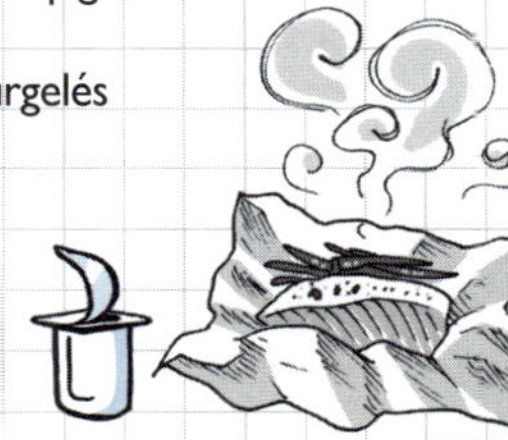

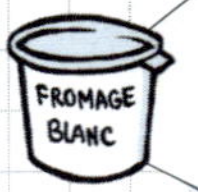

Le fromage blanc nature ne passe pas ? Mangez-le avec un peu de compote sans sucre ajouté ou, au « pire », ajoutez-y ½ sachet de sucre vanillé (vous ne saboterez pas votre détox pour si peu...).

Nature, les yaourts vous paraissent trop acides ? Le temps de vous y habituer, essayez ceux qui sont crémeux (Perle de lait® ou à la grecque, par exemple) : leur douceur est bluffante. Mais attention : ils sont riches en graisses... Ils vous aideront juste à passer le cap !

Attention à ne pas boire trop de café : il rend fébrile, voire carrément nerveux... Et qu'a-t-on envie de manger lorsqu'on devient nerveux ? Du sucré !

Röstis de courgettes et pommes de terre

Lavez et essuyez bien 1 petite courgette et 1 pomme de terre (bintje ou monalisa), puis râpez-les. Épluchez et hachez 1 échalote. Mettez le tout dans un saladier, salez, poivrez, et ajoutez 1 petit œuf battu en omelette. Ajoutez de la ciboulette, mélangez bien, et faites cuire les röstis en petites galettes plates dans une poêle légèrement huilée. Les röstis sont cuits quand ils sont bien dorés des deux côtés.

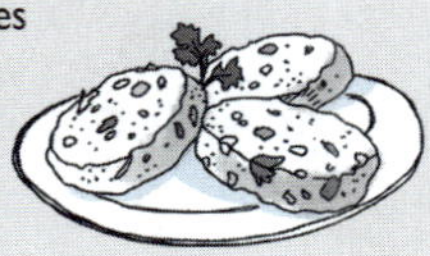

Soupe de melon aux framboises

Prenez ½ melon et prelevez-en quelques billes avec une cuillère parisienne. Lavez 100 g de framboises fraîches. Mixez le reste de la chair de melon avec 5 feuilles de menthe ciselées. Réservez ce coulis 1 heure au frais, ainsi que les fruits. Au moment de servir, prenez une belle coupe à glace et versez-y le coulis de melon à la menthe, puis ajoutez les fruits et décorez de menthe fraîche.

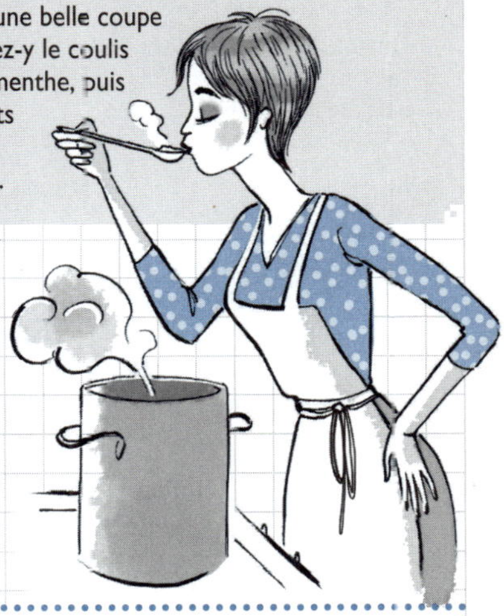

Le saviez-vous ?
Le sucre de table ne contient que... du sucre ! Je veux dire par là qu'il n'apporte ni protéines, ni vitamines, ni acides gras essentiels ou autre substance indispensable à la santé. On dit que le sucre contient des **« calories vides »**. Encore une bonne raison de le « sucrer » !

Déjà 4 jours depuis le début de votre détox au sucre !

Vous n'avez pas (trop) craqué ? Félicitations ! La rééducation de votre palais, devenu insensible à force de manger trop sucré, est en bonne voie. Bientôt, vous trouverez les gâteaux ordinaires et les glaces (presque) trop sucrés. Ne lâchez rien !

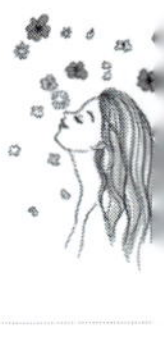

JOUR 5

Déjeuner

- Salade de pois chiches au cumin, sauce vinaigrette
- Rosbif + moutarde
- Fenouils braisés
- Petit-suisse nature
- Pastèque'shake

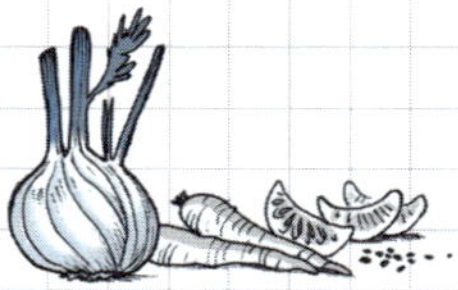

Dîner

- Gaspacho de concombre, feta et ciboulette
- Jambon de dinde
- Polenta, sauce tomate fraîche aux champignons
- Poire

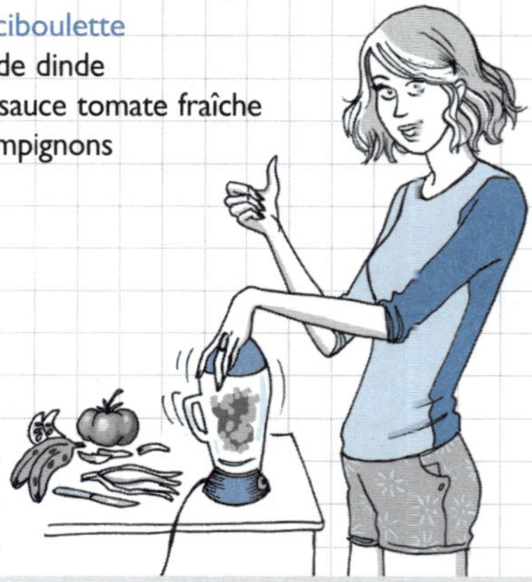

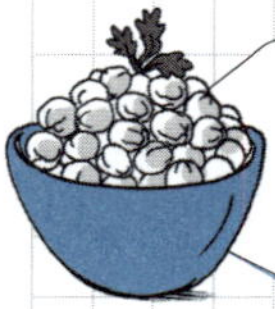

Les légumes secs apportent des protéines végétales, des fibres et du magnésium en bonne quantité. De plus, leur IG est faible. Intégrez-les à vos menus 2 fois par semaine.

La pastèque a un IG élevé mais sa teneur en sucres est faible. Son incidence sur la glycémie reste donc très raisonnable. Ce serait dommage de vous en priver à la belle saison.

Pastèque'shake

Coupez une belle tranche de pastèque, enlevez les pépins puis coupez-la en morceaux. Mettez ceux-ci dans un mixeur avec ½ verre de glace pilée (ou quelques glaçons). Mixez le tout 1 minute et versez dans un grand verre à orangeade. Dégustez avec une paille.

Gaspacho de concombre, feta et ciboulette

Épluchez ½ concombre, enlevez les graines puis coupez-le en morceaux. Mettez ceux-ci dans un mixeur, ajoutez 20 g de feta, et mixez jusqu'à l'obtention d'un mélange bien lisse. Versez la préparation dans un ramequin et ajoutez un peu de feta émiettée par-dessus. Décorez de ciboulette ciselée. Dégustez bien frais.

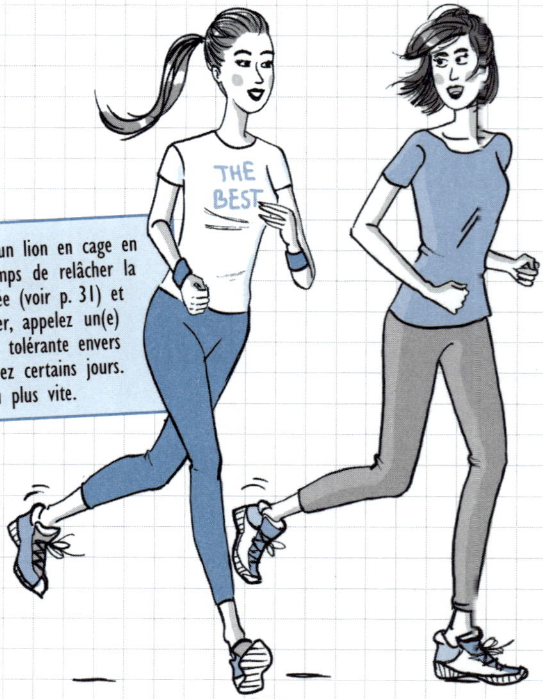

Vous tournez en rond dans la cuisine comme un lion en cage en lorgnant sur la boîte de bonbons ? Il est temps de relâcher la pression ! Accordez-vous une gourmandise sucrée (voir p. 31) et changez-vous les idées : sortez vous promener, appelez un(e) ami(e)… Et si vous craquez davantage, soyez tolérante envers vous-même : acceptez le fait que vous craquiez certains jours. Le principal est de vous remettre en selle au plus vite.

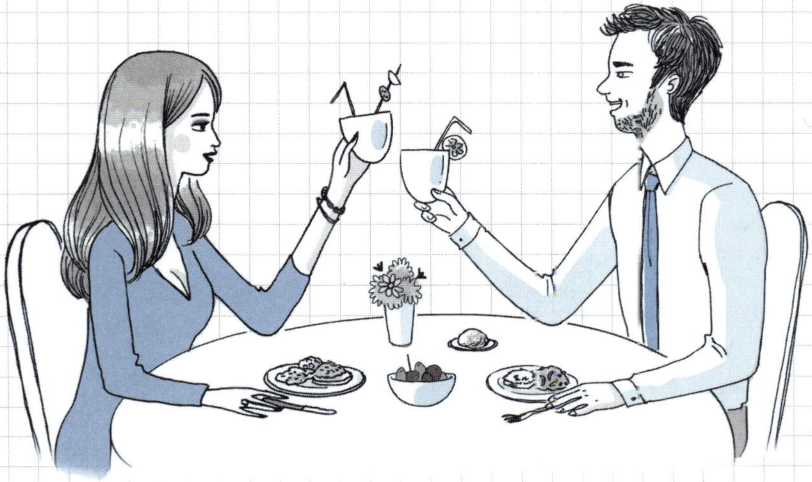

JOUR 6

Déjeuner

- Salade de betteraves, sauce vinaigrette
- Rôti de dinde au four
- Haricots verts vapeur
  + 1 petite noix de beurre fondu
- Camembert
- Banane cuite dans sa peau
- 1 tranche de pain de campagne

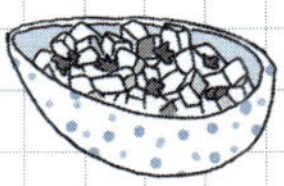

Dîner

- Potage au potiron
- Œufs durs
- Blé et ratatouille
- Pomme

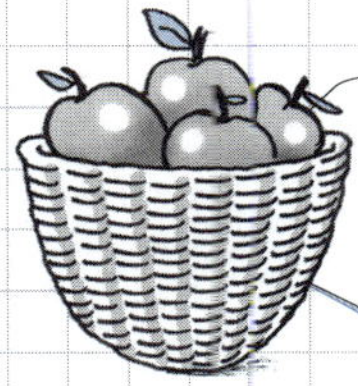

La pomme est riche en pectines, des fibres solubles qui gonflent dans l'estomac en formant un gel. Résultat : un effet coupe-faim efficace avec seulement 80 à 90 calories !

Banane cuite dans sa peau

Lavez 1 banane avec sa peau et faites-la cuire 15 minutes au four à 180 °C (th. 6) : la peau devient toute noire. Pour la déguster, fendez-la sur toute la longueur. Pour les gourmands (dont vous faites partie, j'en suis sûre), décorez-la de copeaux de chocolat noir (réalisés avec un couteau-économe) et régalez-vous.

Ratatouille (pour 4 personnes)

Lavez et coupez en morceaux 500 g de tomates bien mûres. Procédez de la même manière avec 2 belles courgettes et 1 aubergine. Émincez 1 oignon et 2 poivrons (1 rouge et 1 jaune). Épluchez et hachez 2 gousses d'ail. Dans une cocotte, faites dorer l'oignon et les poivrons avec 2 cuillerées à soupe d'huile d'olive. Ajoutez les tomates, l'ail, 2 feuilles de laurier et 1 branche de thym. Salez, poivrez et laissez cuire 45 minutes à feu doux. Pendant ce temps, faites cuire les courgettes et l'aubergine dans une poêle avec 2 cuillerées à soupe d'huile d'olive, puis ajoutez-les dans la cocotte quand les légumes sont bien tendres. Mélangez, laissez cuire encore une dizaine de minutes, rectifiez l'assaisonnement si nécessaire et servez.

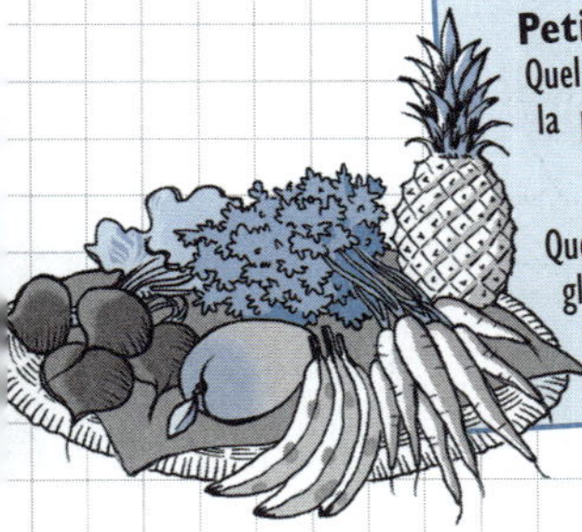

Petit quiz nutrition

Quel est le fruit le moins sucré : la pomme, la fraise ou la poire ?

Réponse : la fraise

Quel est le légume le plus riche en glucides : la betterave, la carotte ou le salsifis ?

Réponse : le salsifis

JOUR 7

Déjeuner

Vous êtes plutôt « plat unique » et dessert ? Zappez l'entrée mais composez avec soin votre plat : ½ de légumes, ¼ de viande, poisson ou œufs, et ¼ de céréales ou pommes de terre.

- Salade composée : tomates, poivron rouge ou vert, oignon nouveau, blanc de poulet en petits cubes, riz, maïs, gruyère, sauce vinaigrette
- Verrine de poire aux pistaches

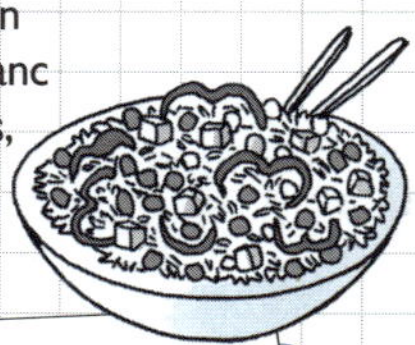

> Les salades composées peuvent constituer un plat complet si elles contiennent des protéines (œufs, thon, dés de jambon...), des légumes crus ou cuits, et des céréales (riz, blé, quinoa...) ou des pommes de terre. Attention à ne pas les noyer sous la vinaigrette !

Dîner

Encore une assiette froide pour un avant-goût d'été !

- L'authentique salade niçoise
- Fromage blanc nature
- ¼ d'ananas
- 2 tranches de pain de campagne

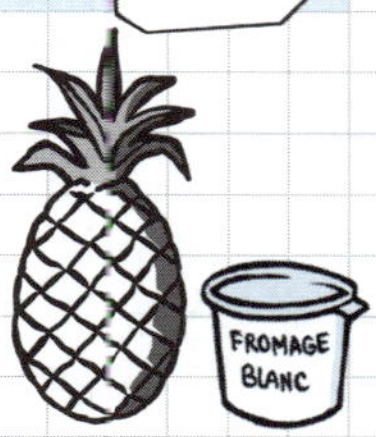

> Pour les sauces vinaigrette, mélangez un peu de moutarde avec le vinaigre de votre choix (ou avec du citron), ajoutez de l'huile d'olive (ou de tournesol, colza...), salez et poivrez. Ajoutez selon votre goût : ail, échalote, ciboulette, gingembre en poudre... La dose d'huile idéale est de 1 cuillerée à soupe par personne.

Verrine de poire aux pistaches

Prenez 1 poire williams (choisissez-la bien mûre, les poires encore « vertes » n'ont aucun goût). Épluchez-la et coupez-la en petits cubes et mettez ceux-ci dans une verrine. Ajoutez 1 cuillerée à soupe de yaourt à la grecque nature par-dessus et parsemez de pistaches grossièrement concassées.

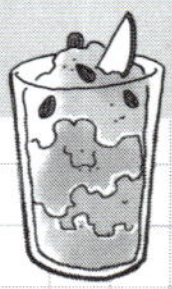

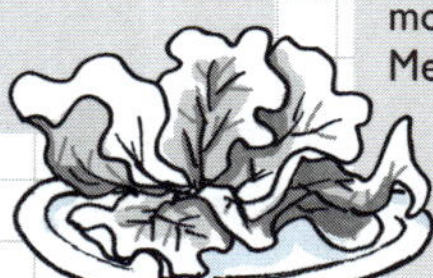

L'authentique salade niçoise (pour 4 personnes)

Faites durcir 4 œufs, écalez-les et laissez-les refroidir. Émiettez une boîte de thon au naturel. Lavez 1 belle salade (laitue, frisée, romaine...). Lavez et coupez 4 cébettes (petits oignons très parfumés), 1 concombre et 4 belles tomates bien mûres en petits morceaux. Lavez et ciselez quelques feuilles de basilic. Mettez le tout dans un saladier, ajoutez quelques petites olives noires de Nice (évitez les grosses au goût fade !), un peu de sel, du poivre du moulin, mélangez, arrosez d'huile d'olive et servez.

C'est le moment de faire le bilan de votre première semaine « sans sucre »...

Vous tenez le coup ? Bravo ! Vous avez rencontré des difficultés (et craqué au passage...) ? Ne baissez pas les bras pour autant, je suis sûre que votre consommation de sucre a déjà nettement diminué. Vous allez y arriver, je suis là pour vous aider.

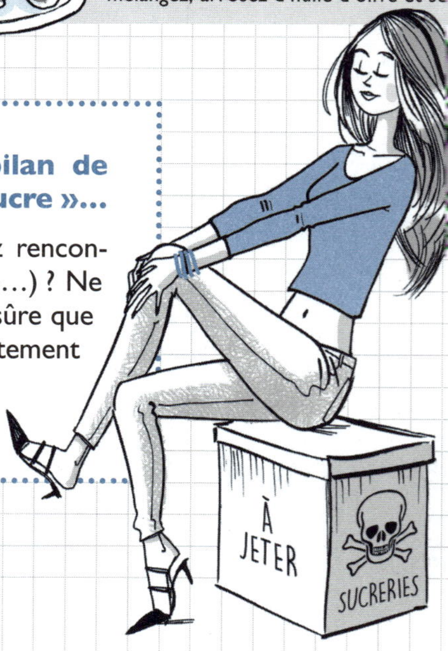

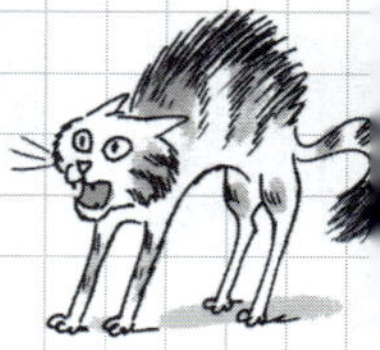

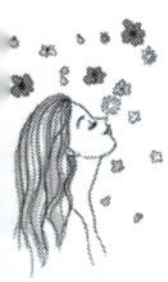

2e semaine

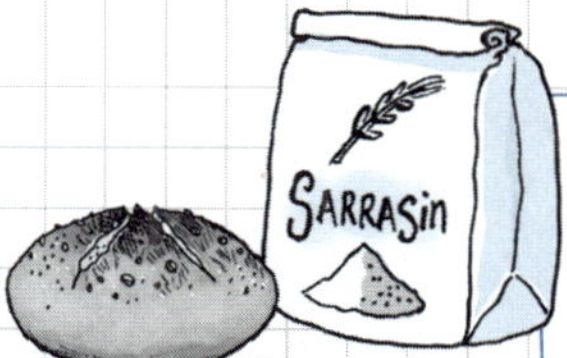

Déjà une semaine depuis le début de votre aventure « sans sucre ». Peut-être en observez-vous les premiers effets ? Vos pantalons vous serrent moins ? Vous vous sentez en meilleure forme dès le réveil ? C'est bon signe, tout ça ! Allez, en avant pour la deuxième semaine !

Et bien sûr, continuez d'éviter les sucres ajoutés !

Mon objectif « zéro sucre » de la 2e semaine : chasser les sucres raffinés !

- ❑ Je troque le pain blanc contre du pain complet au levain.
- ❑ J'opte le plus souvent possible pour des céréales brutes (complètes) ou celles dont l'IG est inférieur à 50.

Le matin, qu'est-ce que je mange ?

Le matin, continuez sur la même lancée que la semaine précédente, mais passez à la vitesse supérieure : zappez les biscottes et la baguette ! Préférez le pain complet au levain ou des Wasa fibres® avec un peu de beurre. Vous pouvez aussi choisir du müesli sans sucre ajouté.

Exemples de petits déjeuners pauvres en sucres ajoutés et raffinés

Café noir 2 tranches de pain complet au levain Beurre 1 fromage blanc nature	Thé citron ½ bol de müesli sans sucre ajouté + 1 yaourt brassé + des morceaux de fraise	Thé vert à la menthe 3 Wasa fibres® Beurre 1 tranche de jambon blanc

Composez votre petit déjeuner préféré :

....

....

....

....

Mes repas

Pour composer vos repas principaux, ne changez rien et choisissez toujours :

1. **des légumes** crus et/ou cuits
2. **un aliment protéiné** : viande maigre, poisson, œufs, jambon, soja
3. **une céréale** ou du pain
4. **un produit laitier** : fromage, laitage nature ou lait inclus dans une préparation
5. **un fruit** cru ou cuit.

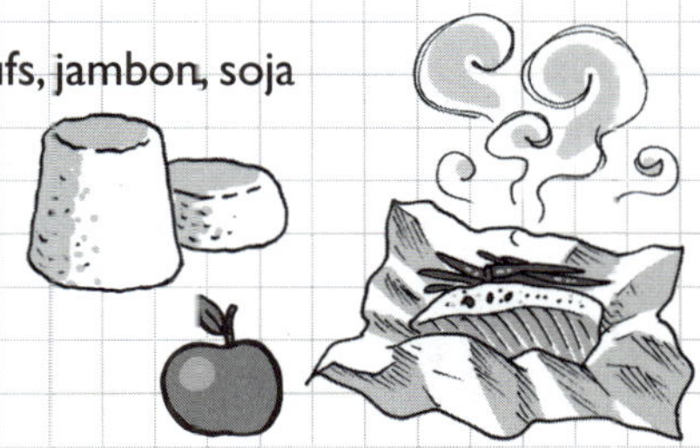

Le « secret minceur » réside dans le choix des céréales que vous allez faire pour atteindre votre objectif.

À la place de...	Je choisis plutôt...
Pain de mie ou baguette	Du pain complet au levain
Riz ordinaire blanc	Du riz basmati, du riz complet ou sauvage
Coquillettes blanches	Des spaghettis complets
Semoule blanche	De la semoule complète ou du boulgour
Pommes de terre vapeur	Des patates douces

N'oubliez pas les légumes secs, ou encore le quinoa, le sarrasin, l'orge...

Mes menus sans sucre ajouté ou raffiné

C'est parti pour la 2e étape de votre détox au sucre. Si la première semaine a été un peu difficile (les envies de sucre sont toujours plus fortes les premiers jours), rassurez-vous, celle-ci devrait aller comme sur des roulettes !

JOUR 1

Déjeuner

- ½ pamplemousse
- Dos de cabillaud au court-bouillon
- Riz complet et fenouil braisé
- Yaourt bulgare nature

Les fruits et légumes proposés dans mes menus ne sont pas forcément de saison selon le moment où vous commencez votre programme sans sucre. Modifiez si besoin les menus grâce au jeu des équivalences (remplacez, par exemple, le pamplemousse par du melon) ou choisissez des légumes « nature » surgelés (épinards, brocolis, haricots verts...).

Dîner

- Velouté de pois cassés
- Œuf coque + mouillettes de pain intégral au levain
- Salade verte au gruyère suisse, sauce vinaigrette
- Fruit de saison

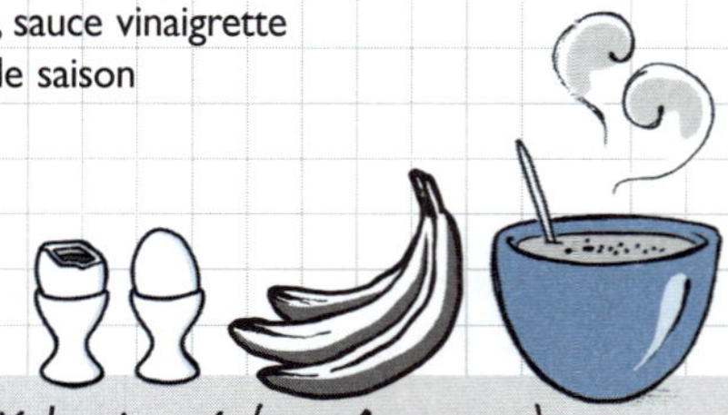

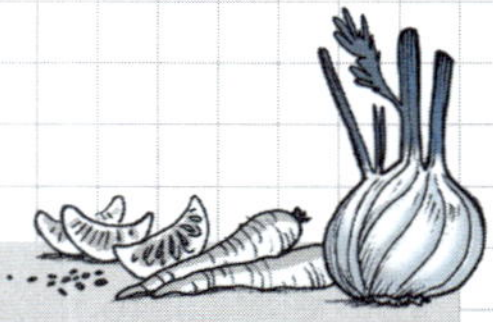

Fenouil braisé

Lavez 1 bulbe de fenouil, enlevez les parties abîmées et détaillez-le en lanières. Dans une sauteuse, faites-les revenir dans un peu d'huile, puis ajoutez 1 cuillerée à soupe de vin blanc et 2 cuillerées à soupe d'eau. Salez, poivrez, et ajoutez 1 branche de thym. Couvrez et laissez cuire environ 20 minutes à feu doux, jusqu'à ce que le fenouil soit bien tendre.

Velouté de pois cassés (pour 4 personnes)

Lavez 200 g de pois cassés, laissez-les tremper 1 heure puis faites-les cuire 30 minutes à l'autocuiseur dans 1 litre d'eau additionné de 1 cube de bouillon de légumes. Pendant ce temps, épluchez 2 carottes, 2 oignons et 1 gousse d'ail. Lavez et coupez 1 branche de céleri. Coupez les légumes en petits morceaux puis faites-les revenir dans une sauteuse avec 1 cuillerée à soupe d'huile. Salez, poivrez et ajoutez du thym et du laurier. Ajoutez ensuite les pois cassés avec un peu de bouillon et laissez cuire 20 minutes à feu doux. Ôtez le thym et le laurier avant de mixer la soupe, puis ajoutez 25 cl de lait. Délayez avec un peu d'eau si nécessaire (pour obtenir un bon velouté) et servez.

JOUR 2

Déjeuner

- Carottes râpées, vinaigrette au citron
- Aiguillettes de canard poêlées
- Risotto de sarrasin aux champignons
- Fromage blanc nature

Comment cuisiner les céréales anciennes ?
Le kamut, l'épeautre, le sarrasin... Vous restez perplexe devant ces drôles de graines (genre « on dirait des graines pour oiseaux ») ? Cuisinez-les simplement : à l'eau puis préparés en taboulé ou intégrés dans des soupes, cuits en risotto... Respectez simplement les temps de cuisson (différents d'une céréale à l'autre).

Dîner

- Salade composée : mesclun, radis en rondelles, tomates-cerises et avocat
- Jambon blanc dégraissé
- Spaghettis complets cuits *al dente*
- Compote de pomme sans sucre ajouté

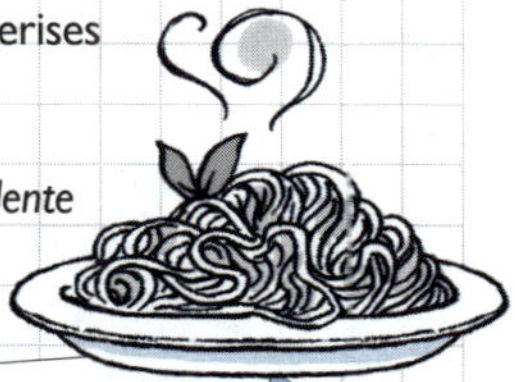

Pour cuire des pâtes *al dente* (et réduire ainsi leur IG), diminuez le temps de cuisson indiqué sur le paquet de 1 ou 2 minutes. Les pâtes seront légèrement croquantes sans être crues pour autant.

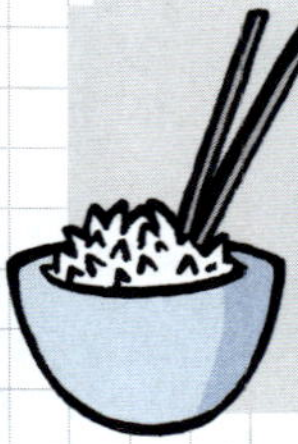

Risotto de sarrasin aux champignons

Pelez et hachez 1 échalote. Rincez ½ verre de sarrasin en grains. Dans une casserole, faites dorer l'échalote avec un peu d'huile et ajoutez le sarrasin. Versez 1 verre d'eau, salez et ajoutez du thym et du laurier. Laissez cuire environ 20 minutes à feu doux en remuant de temps en temps (ajoutez un peu d'eau en cours de cuisson si besoin). Pendant ce temps, lavez et émincez quelques champignons de Paris, puis faites-les réduire dans une poêle antiadhésive. Ôtez le laurier et le thym. Mélangez le sarrasin avec les champignons, ajoutez 1 petite cuillerée de crème légère et décorez de persil ciselé.

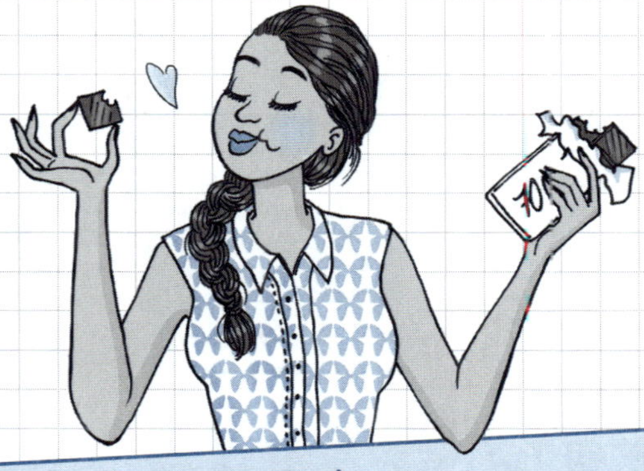

Je n'y arrive pas, je vais craquer !
Tout sevrage passe par des phases difficiles, et les craquages font partie des étapes logiques mais parfois difficiles à vivre. Pour éviter tout débordement – et le sentiment de culpabilité qui va avec –, ne soyez pas constamment dans la frustration : autorisez-vous de temps en temps une petite douceur sucrée qui jouera le rôle de « soupape de sécurité ». Vous serez plus sereine et vivrez mieux votre détox... Après tout, le sucre n'est pas une drogue dure, et vous n'y êtes pas allergique non plus. Le tout est de rester très raisonnable sur les quantités et la fréquence des « craquages ».

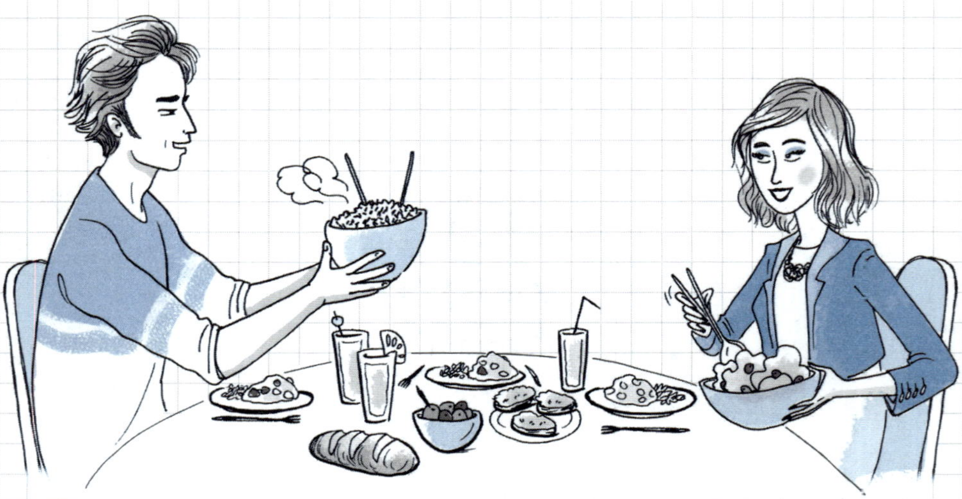

JOUR 3

Déjeuner

- Salade de tomates
- Roulés de dinde au chèvre et aux tomates séchées
- Purée de céleri à la crème (surgelée)
- Coupe de fruits rouges : framboises, fraises, cassis, myrtilles…
- 1-2 tranches de pain complet au levain

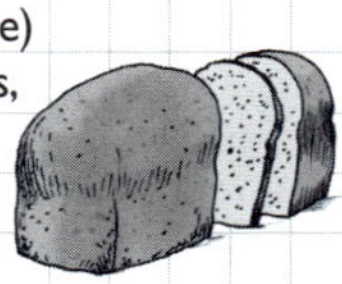

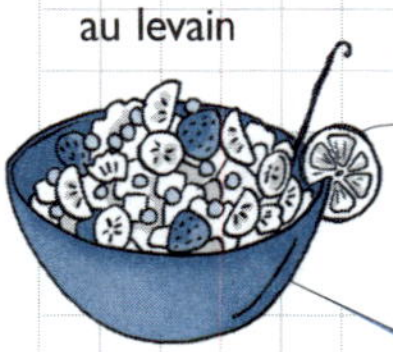

Riches en fibres, en vitamines et en saveurs, les fruits rouges figurent parmi les fruits les moins riches en glucides et en calories. Pensez à les mettre au menu plus souvent !

Dîner

- Taboulé de quinoa
- 2 œufs au plat
- Salade verte, sauce vinaigrette
- Salade de fruits de saison

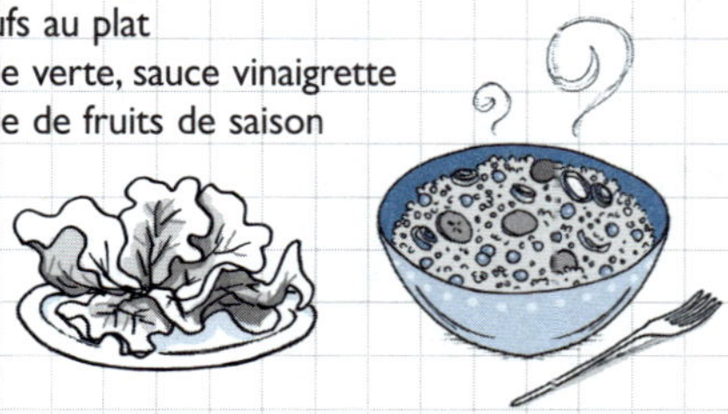

Je n'ai pas le temps de cuisiner !
Vous rentrez tard du travail ? Les jours où le temps vous file entre les doigts, modifiez les menus : remplacez par exemple le taboulé de quinoa par 2 tranches de pain complet au levain et contentez-vous d'œufs au plat et d'une salade (préparés en 5 minutes chrono), d'un morceau de fromage et d'un fruit de saison en dessert.

Roulés de dinde au chèvre et aux tomates séchées

Déposez 1 escalope de dinde extrafine sur une assiette. Placez au centre 2 fines rondelles de fromage de chèvre (l'une à côté de l'autre) et 2 tomates séchées par-dessus. Salez légèrement, poivrez, et roulez l'escalope de dinde sur elle-même (en prenant soin que la garniture ne se fasse pas la malle !), puis enveloppez-la dans du film alimentaire résistant à la chaleur en serrant bien et en fermant de chaque côté avec une ficelle alimentaire. Faites cuire l'escalope environ 20 minutes dans une casserole d'eau frémissante, puis égouttez-la. Sortez-la de son carcan et faites-la chauffer à la poêle avec un peu d'huile jusqu'à ce qu'elle soit bien dorée.

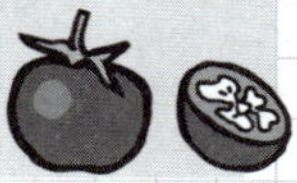

Taboulé de quinoa

Faites cuire 50 g de quinoa à l'eau bouillante salée pendant 15 à 20 minutes, puis égouttez et laissez refroidir. Pendant ce temps, épluchez 1 tomate et ¼ de concombre, et détaillez le tout en petits cubes. Épluchez et hachez ¼ d'oignon rouge. Coupez 3 ou 4 olives noires en petits morceaux. Mélangez le quinoa et les légumes dans un saladier, puis ajoutez un filet de jus de citron et les olives. Salez, poivrez, et réservez 1 heure au frais.

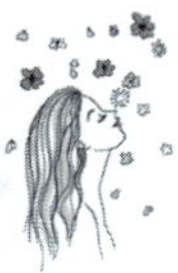

JOUR 4

Déjeuner

- Salade de riz complet, surimi, feta, concombre, sauce vinaigrette
- Escalope de poulet aux champignons
- Épinards cuits à la vapeur + crème fraîche légère
- Granité d'ananas

Dîner

- Salade d'endives aux noix
- ¼ de quiche aux poireaux
- Fromage blanc nature + compote de pomme sans sucre

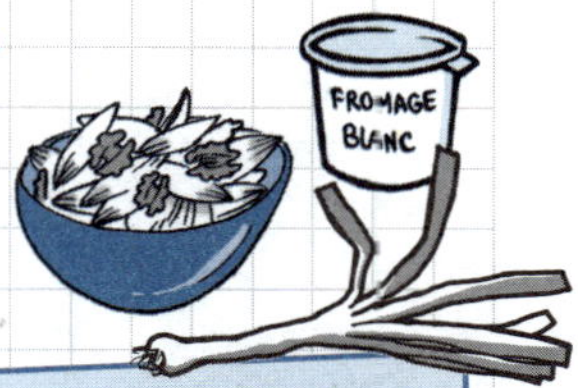

Granité d'ananas

Prenez 1 ananas mûr à point et à la saveur bien sucrée (Victoria, par exemple) et prélevez 200 g de pulpe. Mixez pour obtenir une préparation bien mousseuse. Versez cette préparation dans un plat et mettez-la au congélateur. Mélangez au fouet toutes les 15 minutes pour obtenir des paillettes glacées. Quand tout est solidifié, versez dans un verre et dégustez à la cuillère.

Pourquoi les glaces, sorbets et granités du commerce sont toujours très sucrés ?

Les glaces sont toujours plus sucrées que les yaourts et autres laitages car le froid anesthésie nos papilles : les industriels mettent plus de sucre pour mieux nous faire ressentir la saveur sucrée. Si vous faites des glaces et des sorbets maison sans sucre ajouté, utilisez des fruits à la saveur douce (bien mûrs) et laissez fondre la glace dans la bouche pour profiter d'un maximum de saveurs !

Quiche aux poireaux (pour 4 personnes)

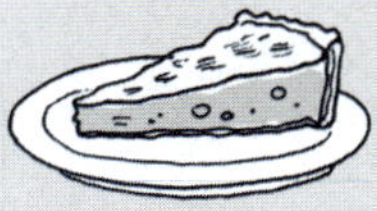

Préparez la pâte : mettez dans un saladier 150 g de farine de blé complète, 1 pincée de sel et ajoutez 75 g de beurre en petits morceaux. Mélangez du bout des doigts et ajoutez progressivement ½ verre d'eau jusqu'à l'obtention d'une boule compacte, ni trop collante, ni trop sèche. Laissez reposer 1 heure au frais.

Pendant ce temps, prenez 2 beaux poireaux, ôtez la racine et les parties trop abîmées, lavez-les et coupez-les en tronçons, puis faites-les cuire environ 25 minutes à feu doux dans une casserole avec un fond d'eau et 2 cuillerées à soupe de creme fraîche entière : les poireaux doivent être bien fondants. Salez et poivrez.

Préchauffez le four à 180 °C (th. 6). Étalez la pâte avec un rouleau à pâtisserie et foncez un moule à tarte. Piquez avec une fourchette. Dans un bol, mélangez 3 œufs avec 1 verre de lait et un peu de sel. Versez les poireaux sur la pâte puis ajoutez le mélange aux œufs. Parsemez de fromage de chèvre (bûchette ou crottin) et enfournez pour 45 minutes.

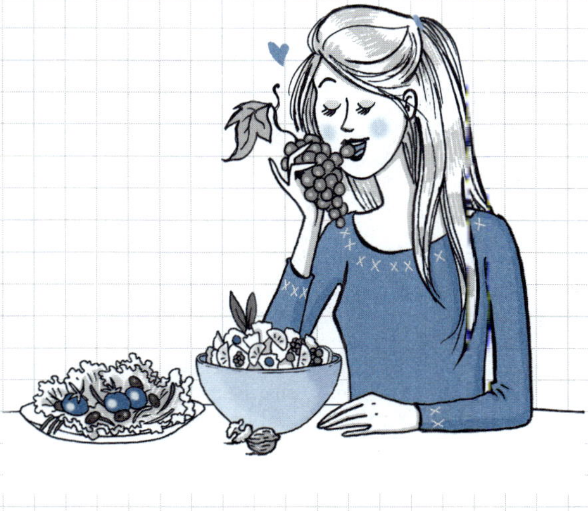

JOUR 5

Déjeuner

- Fonds d'artichaut, sauce vinaigrette
- Escalope de veau poêlée
- Petit flan de patates douces et salade verte, sauce vinaigrette
- Fromage blanc et morceaux de fraise

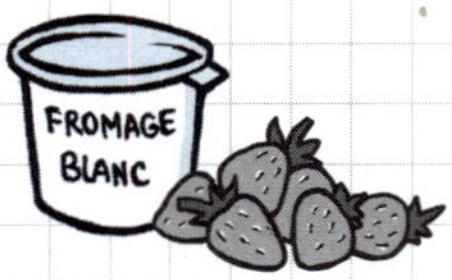

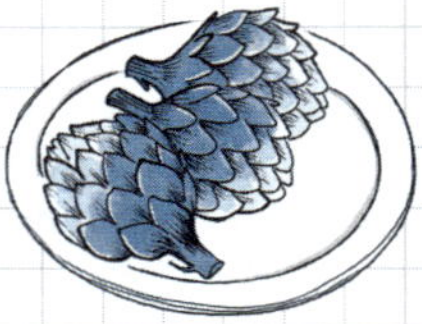

Petits flans de patates douces (pour 4 personnes)

Épluchez 500 g de patates douces et faites-les cuire 10 minutes à la vapeur. Préchauffez le four à 180 °C (th. 6). Mixez les patates douces avec 3 œufs entiers et 15 à 20 cl de lait de coco. Salez, poivrez et ajoutez un peu de piment en poudre (fort pour les adeptes, d'Espelette pour les autres). Versez la préparation dans 4 ramequins individuels et enfournez pour 15 minutes.

Dîner

- Salade frisée, allumettes de bacon et noisettes grillées concassées, sauce vinaigrette
- 1 galette au blé noir
- Compote de fruits sans sucre ajouté

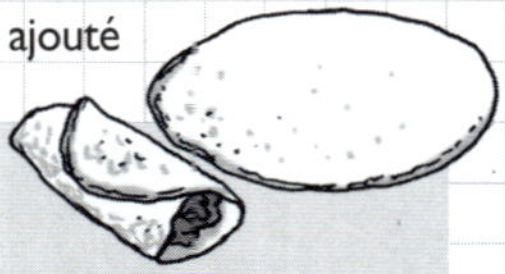

La galette au blé noir (pour 6 crêpes)

Mélangez 200 g de farine de sarrasin (blé noir) avec 1 œuf entier et 1 cuillerée à café de gros sel. Versez progressivement 50 cl d'eau en remuant pour éviter la formation de grumeaux, puis laissez reposer 1 heure au frais. Ajoutez un peu d'eau si besoin (la pâte doit former un ruban fluide) et procédez à la réalisation des galettes : graissez une poêle antiadhésive avec un pinceau alimentaire, puis versez une louche de pâte. Laissez prendre et ajoutez la garniture de votre choix : jambon blanc ou rondelles de bacon, fromage (râpé, chèvre…), champignons… Refermez la galette en la pliant en quatre, puis tournez-la et poursuivez la cuisson 3 ou 4 minutes. Ajoutez une petite noisette de beurre demi-sel en fin de cuisson. Renouvelez l'opération pour les autres crêpes.

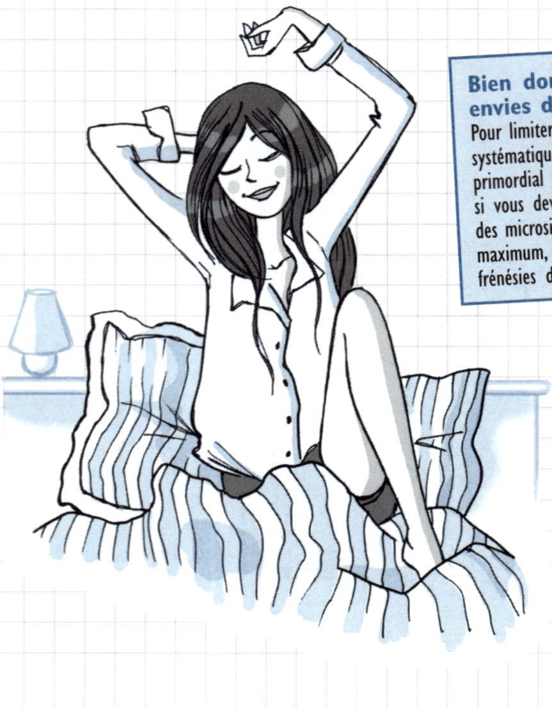

Bien dormir pour mieux maîtriser ses envies de sucre

Pour limiter les fringales et les compulsions qui poussent systématiquement à ouvrir le frigo, un bon sommeil est primordial : allez vous coucher à une heure raisonnable si vous devez vous lever tôt et accordez-vous si besoin des microsiestes réparatrices dans la journée (20 minutes maximum, les siestes plus longues provoquant parfois des frénésies de sucre au réveil).

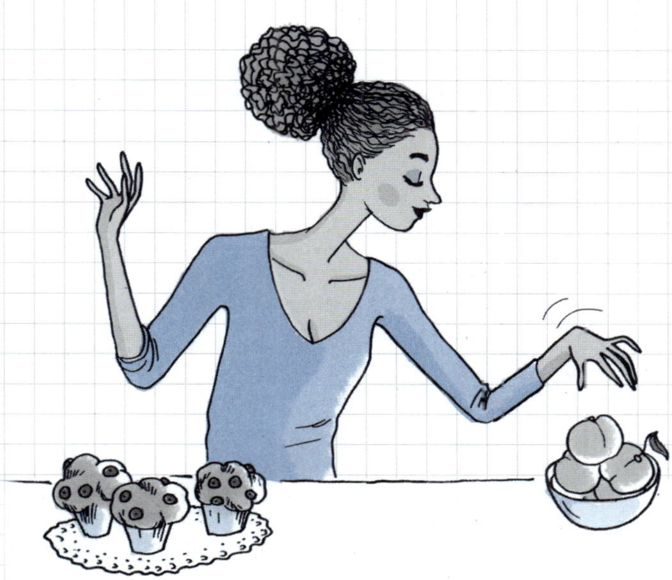

JOUR 6

Déjeuner

- Asperges vertes, sauce vinaigrette
- Steak haché à 5 % MG + moutarde
- Wok de courgettes au curry
  et boulgour d'épeautre
- Poire

Dîner

- 1 bol de bonne soupe au pistou
- Yaourt nature et morceaux de pêche

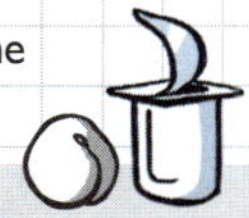

Conseil d'achat :
Préférez les steaks hachés à 5 % MG plutôt qu'à 15 % : vous économiserez plus de 100 calories. Votre silhouette vous en remerciera…

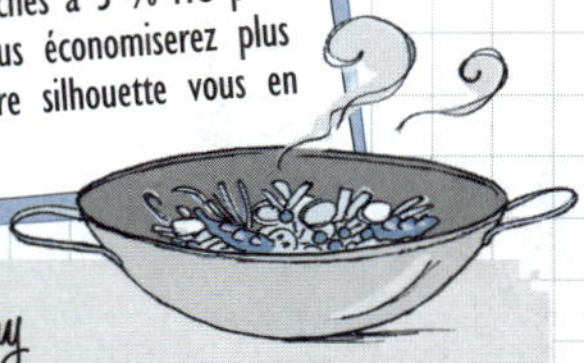

Wok de courgettes au curry

Épluchez et détaillez en rondelles 1 belle courgette. Versez dans un wok 1 cuillerée à café d'huile de tournesol et ajoutez la courgette. Faites sauter à feu vif 2 ou 3 minutes, sans cesser de remuer. Salez, saupoudrez de curry et ajoutez 5 cl de lait de coco. Baissez le feu et poursuivez la cuisson environ 10 minutes, jusqu'à ce que les courgettes soient mi-cuites. Servez *illico* !

Soupe au pistou (pour 6 personnes)

La veille au soir, mettez à tremper 150 g de haricots blancs et 150 g de haricots rouges.
Lavez et coupez en petits morceaux 6 carottes, 200 g de haricots verts et 1 poireau. Épluchez et émincez 1 oignon blanc. Versez 3 litres d'eau dans un faitout et ajoutez 200 g de poitrine de porc coupée en dés. Portez à ébullition (enlevez la mousse qui se forme au fur et à mesure), salez, poivrez, et ajoutez tous les légumes (verts et secs). Laissez mijoter 1 heure 30 à feu doux.
Pendant ce temps, préparez le pistou : plongez quelques secondes 3 tomates dans de l'eau bouillante, pelez-les, coupez-les en morceaux et mettez-les dans une passoire pour éliminer l'excédent d'eau. Pelez 4 gousses d'ail, ôtez le germe et hachez-les. Lavez et ciselez 1 bouquet de basilic. Dans un mortier, écrasez l'ail, le basilic et 50 g de parmesan râpé. Pilez bien. Ajoutez les tomates et continuez à piler (c'est dur, mais le résultat en vaut la peine !), puis ajoutez progressivement 6 cuillerées à soupe d'huile d'olive. Réservez.
Ajoutez dans le faitout 2 courgettes coupées en petits cubes, laissez cuire 15 minutes, puis incorporez 4 poignées de coquillettes de blé complet. Poursuivez la cuisson jusqu'à ce que les coquillettes soient cuites (*al dente*, bien sûr !). Au moment de servir, ajoutez le pistou… et régalez-vous !

La soupe au pistou se mange en plat unique : vous serez bien calée avec une seule assiette. La préparation demande un peu de temps, mais vous ne serez pas déçue.

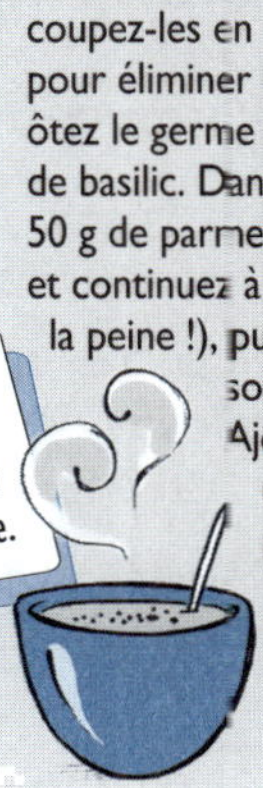

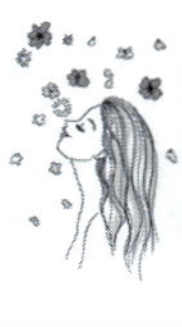

JOUR 7

Déjeuner

- Salade de tomates, copeaux de parmesan, huile d'olive et fleur de sel
- Poulet rôti
- Riz basmati complet et poêlée de brocolis
- Salade de fruits frais

Tout le monde aime la salade de fruits : c'est gourmand, rafraîchissant... et très léger. Utilisez des fruits de saison bien mûrs qui se passent allègrement de sucre ajouté.

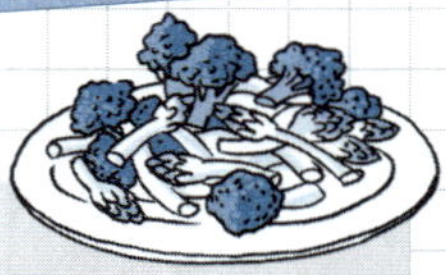

Poêlée de brocolis

Prélevez ⅓ des bouquets d'un brocoli, lavez-les et faites-les cuire à la vapeur jusqu'à ce qu'ils soient mi-cuits. Épluchez et émincez ½ oignon et faites-le dorer à la poêle avec 1 cuillerée à café d'huile. Ajoutez les brocolis, 1 cuillerée à café de sauce soja et laissez cuire 5 minutes à feu doux. Parsemez de graines de sésame préalablement grillées à sec dans une poêle antiadhésive et servez.

Dîner

Luttez contre le gaspillage et faites de vraies économies en utilisant les restes. Quand ça déborde, faites un repas « vide-frigo » : prenez les crudités qui traînent dans le bac à légumes et réalisez un mélange harmonieux dans une salade pétillante de fraîcheur ! Même chose avec vos restes de légumes cuits : utilisez-les en omelette, par exemple.

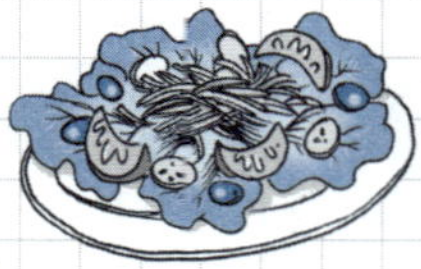

- Salade du frigo (concombre, tomate, poivron...), sauce fromage blanc à la menthe
- Omelette aux restes (brocolis, courgettes, poireaux...)
- Yaourt brassé nature et compote sans sucre ajouté
- 1 à 2 tranches de pain complet au levain

Sauce fromage blanc à la menthe

Mélangez ½ pot de fromage blanc nature (50 g) avec 1 cuillerée à café de citron et 1 cuillerée à café d'huile de colza. Salez, poivrez, et ajoutez quelques feuilles de menthe lavées et ciselées.

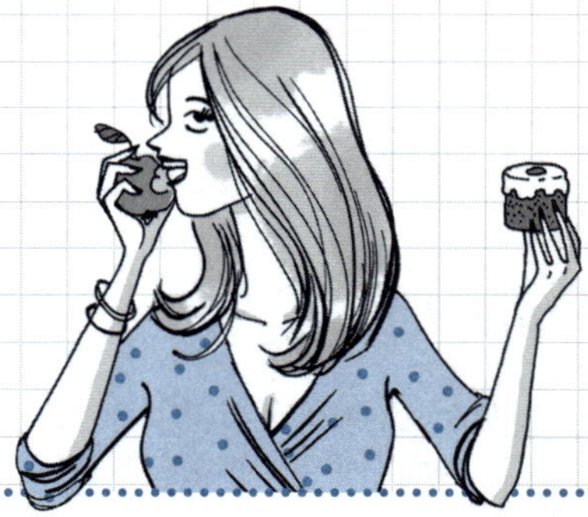

La deuxième étape de votre détox au sucre est déjà terminée ! Faites votre bilan...

- ☐ Vous avez tenu bon : zéro sucre ajouté et zéro sucre raffiné. Chapeau bas !
- ☐ Vous avez encore réduit les sucres mais vous avez du mal à les supprimer complètement : vous avez conscience de vos petites faiblesses, il s'agit maintenant de montrer que vous êtes plus forte qu'elles !
- ☐ Vous avez craqué ... fois pour des sucres ajoutés/raffinés : soyez positive, vous êtes sur la bonne voie, mais la route sera plus longue que prévue.

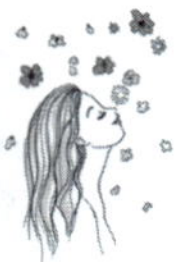

3e semaine

C'est la dernière semaine, celle où il ne faut surtout pas baisser les bras ! Après 2 semaines d'efforts, on a parfois tendance à se relâcher… et c'est à ce moment-là que les difficultés surviennent. Vous avez fait le plus dur, ce serait dommage de flancher maintenant… Allez, on met les bouchées doubles. Enfin, au sens figuré, bien sûr !

Mon objectif « zéro sucre » de la 3e semaine : consolider mes acquis

- ❑ Je continue de manger sans sucre ajouté ni raffiné (si vous n'avez pas encore réussi à passer le cap, c'est le moment d'enclencher le turbo).
- ❑ Je veille à ne pas abuser des fruits : 3 par jour maximum.

Le matin, qu'est-ce que je mange ?

Le matin, ne changez rien par rapport à la 2e semaine, surtout si vous vous êtes mise au pain intégral au levain ! Et si vous aimez varier les petits déjeuners, voici quelques idées.

Petits déjeuners pauvres en sucres ajoutés et raffinés

Café au lait 2 tranches de pain de seigle complet au levain Beurre 1 tranche de jambon	Thé vert matcha ½ bol de flocons d'avoine et de quinoa + fromage blanc + des abricots secs coupés en morceaux	Thé aux fruits rouges 3 Wasa léger® Fromage à tartiner 1 orange

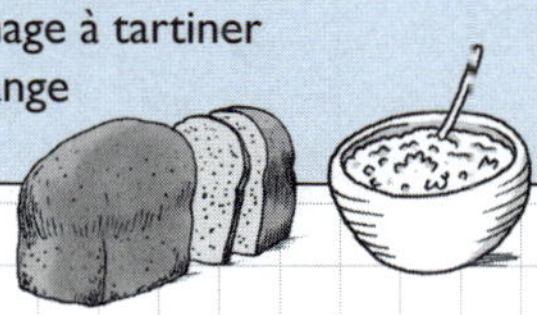

Mes repas

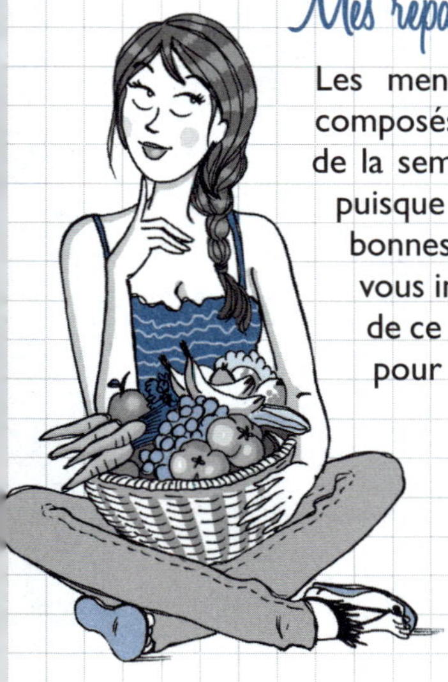

Les menus proposés cette semaine sont composés de la même façon que ceux de la semaine précédente (voir p. 47) puisque l'objectif est de créer de bonnes habitudes ! Le but est de vous imprégner le plus possible de ce nouveau mode alimentaire pour pérenniser vos efforts.

Le thé matcha est un thé vert en poudre, très riche en composés antioxydants. Sa richesse est telle qu'il est considéré comme « la Rolls » des thés verts !

Laisser du temps au temps…
Créer de nouvelles habitudes prend du temps : il faut parfois plusieurs semaines pour instaurer de façon plus ou moins définitive de bons réflexes alimentaires. Cette semaine, je ne vous demande pas d'effort supplémentaire pour mieux habituer votre palais à ce faible niveau de sucre et pour mieux vous familiariser avec les céréales brutes.

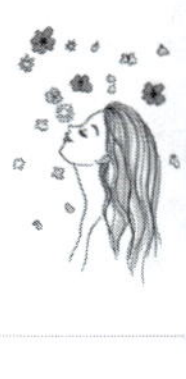

Mes menus sans sucre ajouté ou raffiné (encore et toujours !)

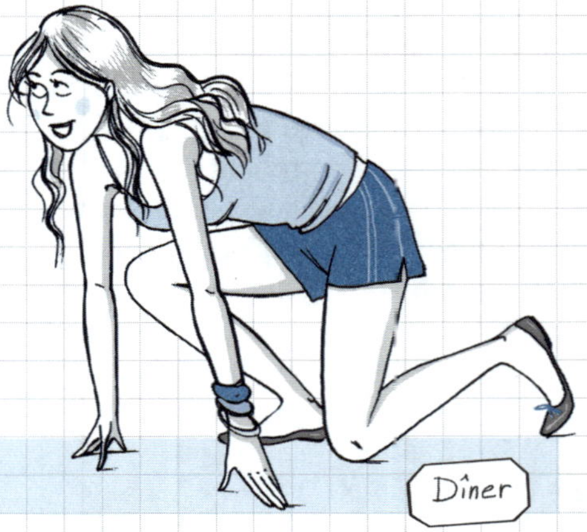

C'est la dernière ligne droite avant la ligne d'arrivée, celle où tout se joue ! Pour vous motiver, pensez à votre silhouette qui s'est certainement bien affinée après 2 semaines sans sucre… et affichez vos objectifs sur les portes de placard de la cuisine.

JOUR 1

Déjeuner

- Salade d'endives au comté, sauce vinaigrette
- Filet de truite aux amandes
- Boulgour d'orge et haricots beurre
- Poire

Dîner

- Chou rouge râpé, sauce vinaigrette
- Rôti de porc au four
- Riz complet et tomates à la provençale aux noisettes (voir p. 41)
- Lassi à la mangue

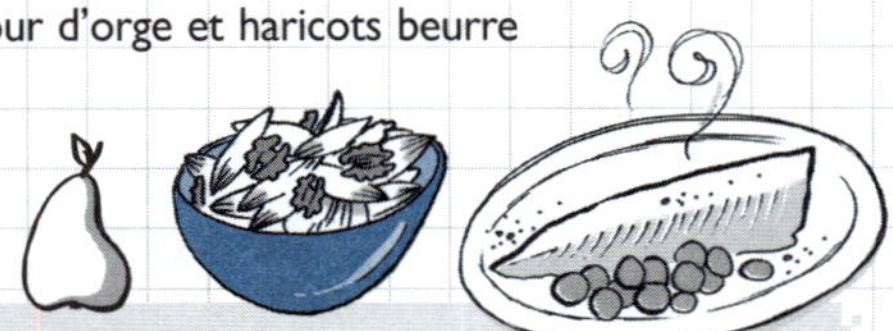

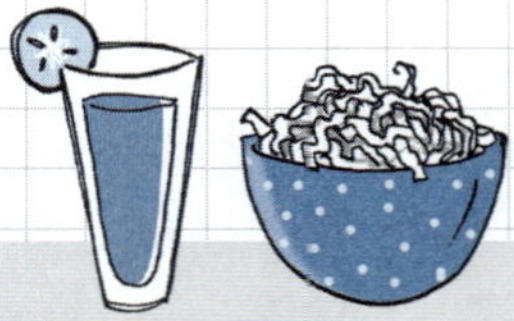

Filet de truite aux amandes

Faites cuire, à feu moyen, 1 filet de truite dans une poêle avec 1 cuillerée à café d'huile végétale. Salez et poivrez. Retournez à mi-cuisson. Pendant ce temps, faites griller à sec dans une autre poêle 1 cuillerée à soupe d'amandes effilées. Servez le filet de truite décoré des amandes grillées.

Lassi à la mangue

Pelez et coupez en morceaux ½ mangue bien mûre. Mettez dans le bol d'un mixeur 1 yaourt brassé nature, les morceaux de mangue, 2 cuillerées à soupe de lait froid et 3 glaçons. Mixez jusqu'à l'obtention d'un mélange bien lisse et mousseux. Dégustez aussitôt.

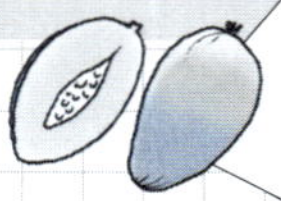

Pour bien choisir une mangue, ne vous fiez pas à sa couleur : certaines restent vertes même lorsqu'elles sont mûres. Tâtez-les : elles doivent être souples sous la pression du doigt.

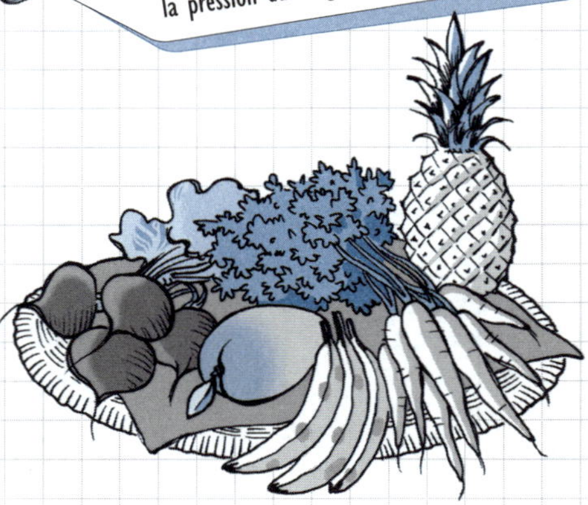

JOUR 2

Déjeuner — Dîner

Aujourd'hui, je vous lance un défi : manger végétarien ! Notre consommation de produits animaux est souvent excédentaire, prenez donc l'habitude de réaliser de temps en temps des menus à base de végétaux, c'est bon pour la santé, pour votre silhouette et pour la planète !

Déjeuner

- Salade de riz complet, tomates-cerises, avocat, cœur de palmier, noix de cajou, sauce vinaigrette
- Wok de légumes au tofu
- Salade d'oranges

Dîner

- Melon vert
- Dal de lentilles au lait de coco et salade verte, sauce vinaigrette
- Petit-suisse nature

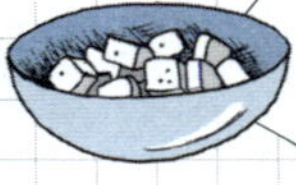

Le tofu est un produit peu appétissant : fade au goût, de couleur blanchâtre, il a vite fait de finir à la poubelle. Pour l'apprécier à sa juste valeur, intégrez-le à des préparations en sauce dont il prendra la saveur.

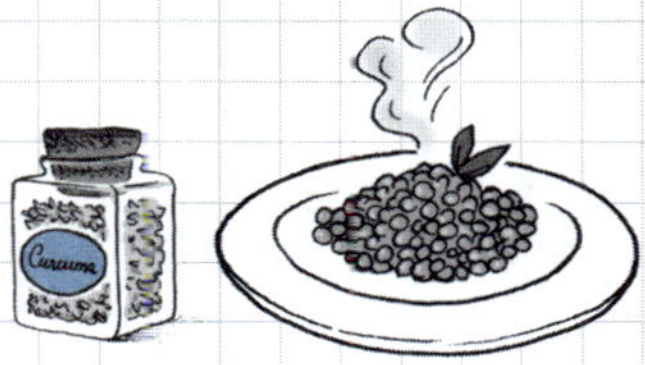

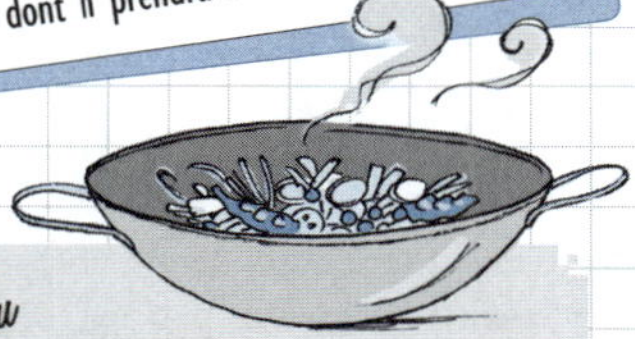

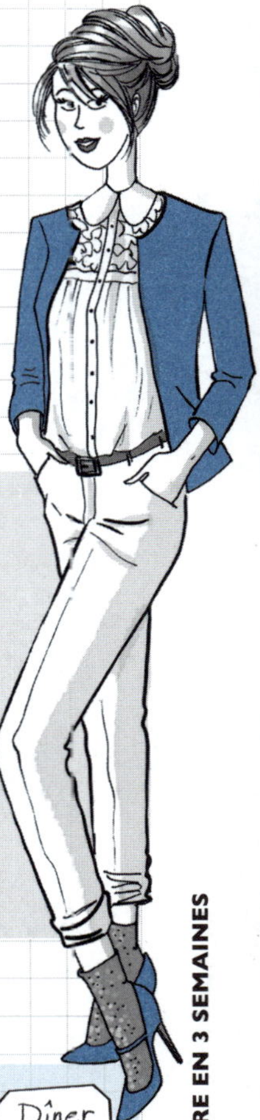

Wok de légumes au tofu

Lavez et coupez en cubes ½ courgette, épluchez et émincez 1 échalote et taillez 1 carotte en julienne. Coupez en petits dés 100 g de tofu, mélangez-les avec des graines de sésame et 1 cuillerée à café d'huile de tournesol, puis faites dorer le tout dans une poêle. Réservez. Mettez dans le wok (ou à défaut une sauteuse) 1 cuillerée à café d'huile de tournesol et ajoutez les légumes. Faites-les dorer à feu vif en remuant bien, puis baissez le feu, ajoutez un peu de sauce soja et le tofu. Poursuivez la cuisson quelques minutes. Ajoutez enfin 1 poignée de germes de soja frais, laissez chauffer légèrement et servez avec de la coriandre fraîche.

Dal de lentilles au lait de coco (pour 4 personnes)

Lavez 250 g de lentilles corail. Dans une sauteuse, faites dorer 1 oignon émincé avec 1 cuillerée à soupe d'huile d'olive. Ajoutez 1 cuillerée à café de cumin et 1 cuillerée à café de curcuma en poudre, mélangez bien, puis ajoutez les lentilles et 1 boîte de tomates concassées (environ 400 g). Salez et arrosez avec 20 cl de lait de coco. Laissez cuire 30 minutes à feu doux, en ajoutant un peu d'eau en cours de cuisson si besoin. Décorez de coriandre.

JOUR 3

Déjeuner — Dîner

Déjeuner

- Tomates, huile d'olive et citron
- Crevettes sautées à l'ail et au persil
- Sarrasin en grains et brocolis
- Abricots

Dîner

- Gaspacho de tomates (tout prêt)
- Salade de pennes
- Faisselle nature + morceaux de fraise

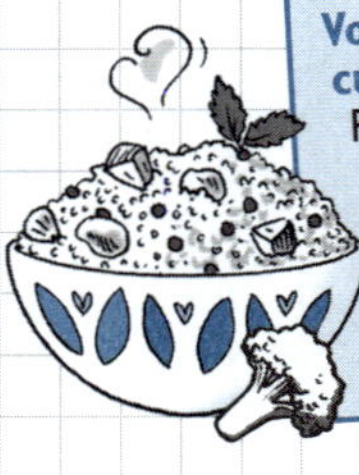

Vous n'avez pas le temps de cuire le sarrasin ?

Pour réduire le temps passé derrière les fourneaux, pensez aux sachets qui cuisent au four à micro-ondes (gamme Céréalbio®) et prêts en 2 minutes : quinoa, orge et soja, lentilles et soja, blé, épeautre et kamut…

Petit rappel : Même non raffinées, n'exagérez pas au niveau des quantités de céréales. Leur IG bas ne doit pas vous inciter à manger plus. Gardez en mémoire l'assiette « idéale » : ¼ de céréales, ½ de légumes et ¼ de viande/poisson/œuf.

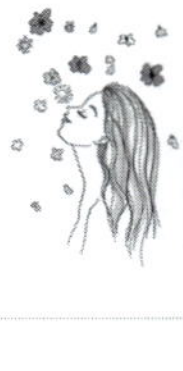

Crevettes sautées à l'ail et au persil

Décortiquez une dizaine de crevettes. Épluchez 1 gousse d'ail, enlevez le germe qui est indigeste, puis pilez l'ail et mélangez-le avec quelques feuilles de persil ciselé et 1 cuillerée à café d'huile d'olive. Faites cuire les crevettes dans une poêle avec un peu d'huile d'olive, saupoudrez de sel et de piment de Cayenne (attention aux palais délicats, ça pique !). Une fois qu'elles sont cuites, ajoutez la persillade, mélangez bien et servez.

Salade de pennes

Faites cuire *al dente* 30 g de pennes complètes et laissez-les refroidir. Pendant ce temps, faites dorer 2 rondelles de bacon dans une poêle antiadhésive et détaillez-les en lamelles. Coupez en morceaux ½ avocat bien mûr et ¼ de poivron jaune. Lavez et coupez en deux une dizaine de tomates-cerises. Mélangez tous les ingrédients, ajoutez 3 ou 4 olives noires, ½ boîte de thon au naturel et assaisonnez avec 1 cuillerée à soupe de pistou (en bocal). Laissez au frais 1 heure. Au dernier moment, ajoutez de la roquette et régalez-vous !

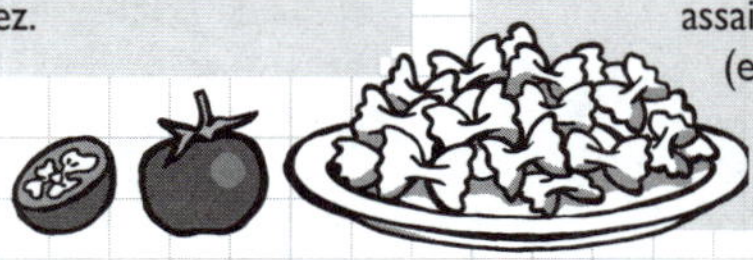

JOUR 4

Déjeuner

- Betteraves à la vinaigrette
- Aiguillettes de poulet au gril
- Fondue de courgettes et semoule de couscous complète
- Smoothie à la fraise, banane et passion

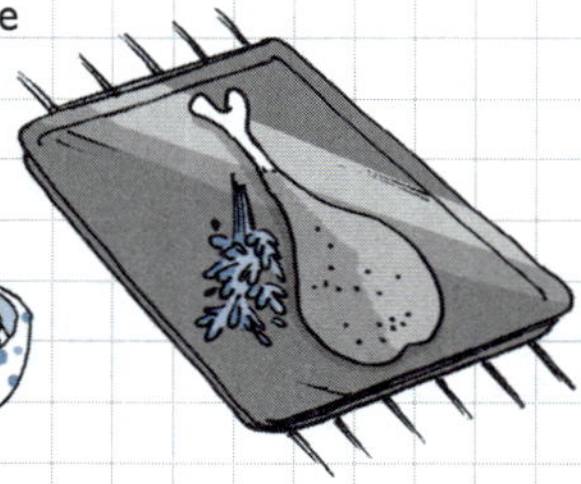

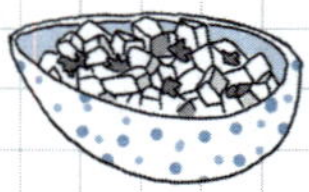

Dîner

- Radis à la croque au sel
- Steak tartare aux câpres
- Salade de mâche, sauce vinaigrette
- Compote de fruits sans sucre
- 1 à 2 tranches de pain complet au levain

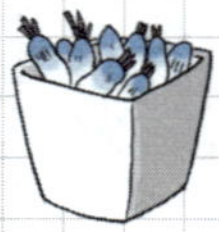

Smoothie à la fraise, banane et passion

Épluchez et coupez en morceaux ½ banane, lavez 100 g de fraises et prélevez la pulpe de ½ fruit de la Passion. Mettez le tout dans un blender avec ½ yaourt (au lait de vache ou végétal), 1 ou 2 glaçons, et mixez jusqu'à l'obtention d'un smoothie bien onctueux. Savourez bien frais.

Steak tartare aux câpres

Prenez 125 g de bœuf ultra-frais à 5 % MG (dans l'idéal, faites hacher la viande chez le boucher). Dans un bol, mélangez 1 jaune d'œuf avec ½ cuillerée à café de moutarde. Ajoutez ½ échalote hachée, 1 cuillerée à café de câpres hachées grossièrement, 1 cuillerée à café de sauce Worcestershire, 1 cuillerée à café de ketchup épicé et 1 cuillerée à soupe d'huile d'olive. Salez et poivrez selon votre goût, et incorporez ce mélange à la viande hachée. Mélangez bien, ajoutez quelques gouttes de Tabasco si vous souhaitez une préparation bien relevée, et décorez de persil plat.

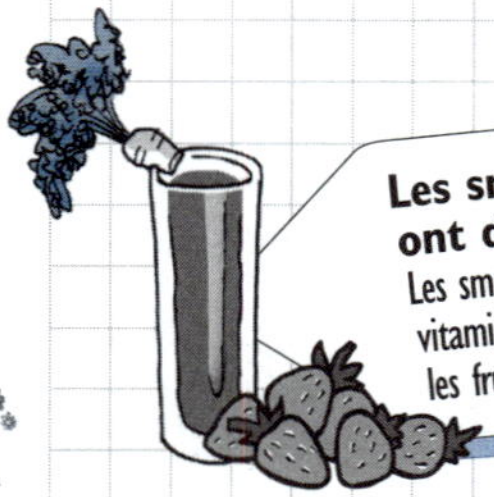

Les smoothies : des jus qui ont du peps !

Les smoothies sont plus riches en fibres et en vitamines que les jus de fruits classiques car les fruits sont utilisés en entier, avec la pulpe.

Peut-on consommer du ketchup ?

Le ketchup est une sauce à base de tomate, de vinaigre et de sucre. Dans l'idéal, évitez les sauces de ce type contenant des sucres ajoutés. Dans cette recette de tartare, le ketchup (1 cuillerée à café = 5 g) n'apporte que 1 g de sucre ajouté. Alors pour si peu, c'est permis !

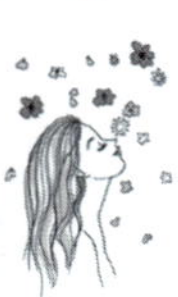

Que manger au restaurant de votre entreprise ?

Si vous déjeunez sur votre lieu de travail, essayez de respecter la structure des repas : crudités ou légumes cuits, poisson ou viande, un peu de céréales (le moins possible si elles sont raffinées), un laitage nature et un fruit de saison. Zappez le pain s'il s'agit de baguette blanche insipide, et snobez les présentoirs de pâtisseries et autres desserts trop sucrés. Arrosez le tout d'eau plate ou pétillante. Bon appétit !

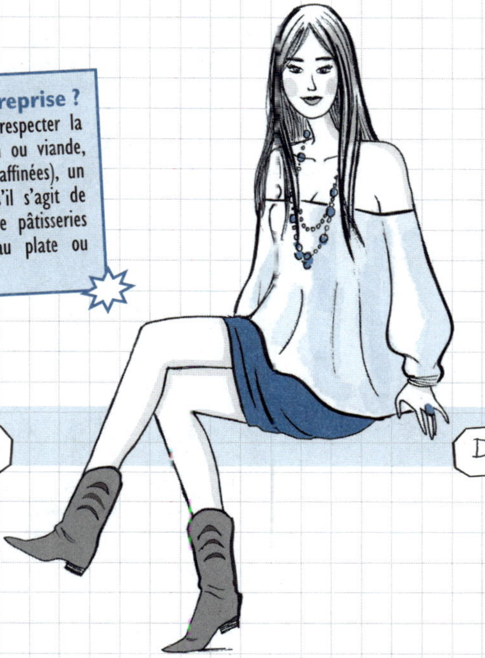

JOUR 5

Déjeuner

Envie de manger des pommes de terre ? Leur IG flirtant avec les 80, il est difficile de les intégrer aux menus quotidiennement. Mais si vous êtes fan de patates, mangez-les plutôt en salade : en refroidissant, leur amidon se transforme et leur IG s'abaisse. Et si vous les arrosez de vinaigrette au citron, vous réduisez encore l'IG du repas.

- Salade de pommes de terre, tomates, œuf, concombre, gouda, sauce vinaigrette au citron
- Gigot d'agneau au four
- Chou-fleur à la polonaise
- Ananas

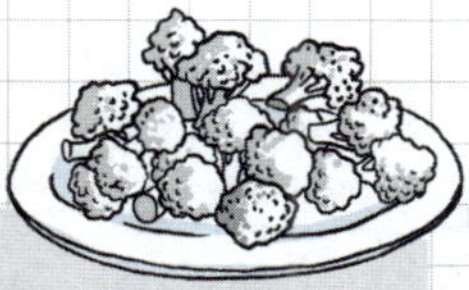

Chou-fleur à la polonaise

Faites cuire 250 g de chou-fleur environ 15 minutes à la vapeur (attention, s'il est trop cuit, vous obtiendrez de la purée !). Pendant ce temps, faites durcir 1 œuf, et passez une petite tranche de pain complet au mixeur pour en faire de la chapelure. Dans une poêle, faites fondre 1 petite noix de beurre, ajoutez la chapelure et le chou-fleur, mélangez. Salez et parsemez d'œuf dur écrasé et de persil ciselé.

Dîner

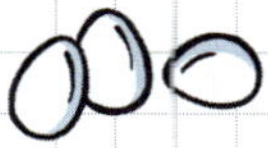

- Salade mexicaine et œufs mollets
- Comté
- 1 poire bien mûre coupée en morceaux et copeaux de chocolat noir à 70 % de cacao
- 1 tranche de pain complet au levain

Salade mexicaine

Ce soir, évadez-vous avec cette recette mexicaine ! Égouttez 100 g de haricots rouges en conserve et rincez-les à l'eau froide. Mettez-les dans un saladier et ajoutez 2 cuillerées à soupe de maïs. Épluchez et coupez en cubes ½ avocat puis arrosez-le de citron pour éviter qu'il noircisse. Lavez et coupez en petits morceaux ¼ de poivron rouge, 1 tomate et un morceau de concombre (environ ⅕). Salez et ajoutez quelques gouttes de Tabasco. Mélangez le tout, ajoutez 1 cuillerée à café de vinaigre balsamique, 1 cuillerée à soupe d'huile d'olive, et accompagnez d'œufs mollets.

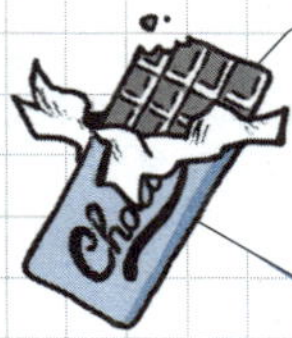

Le mélange poire-chocolat est un régal. Pour une recette plus fondante, faites fondre le chocolat en passant quelques secondes la poire-chocolat au four à micro-ondes. Résultat gourmand garanti !

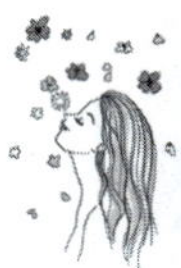

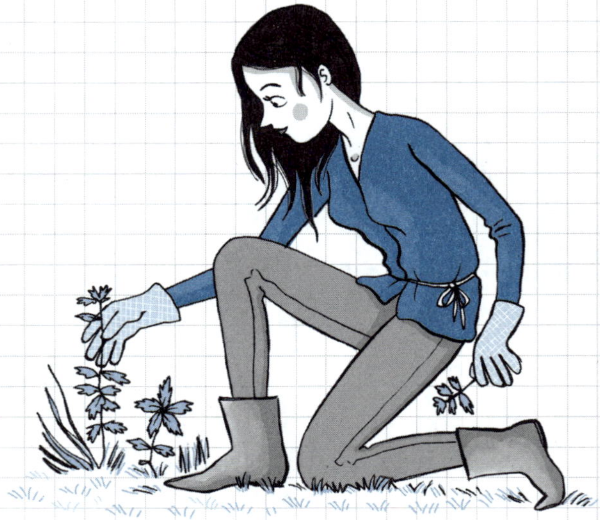

JOUR 6

Déjeuner

- Champignons de Paris crus émincés, sauce vinaigrette au citron
- Poulet rôti aux herbes
- Blé et fondue de poireaux
- Orange

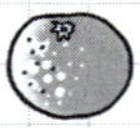

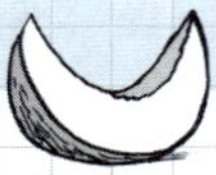

Dîner

- Melon
- Filet mignon de porc
- Riz basmati complet et aubergines en sauce tomate
- Yaourt brassé nature

Rien ne se perd, rien ne se crée, tout se transforme… en cuisine !
Ne jetez pas les feuilles vertes des poireaux : gardez-les pour un potage ou une tarte.

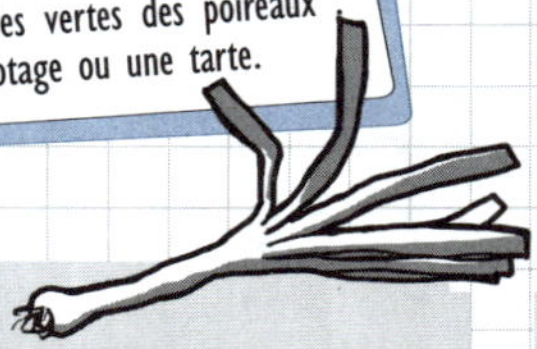

L'aubergine se comporte comme une éponge lorsqu'elle cuit à l'huile, ce qui la fait passer d'un statut de « légume minceur » à celui de « bombe calorique »… Préférez donc la cuisson à la vapeur !

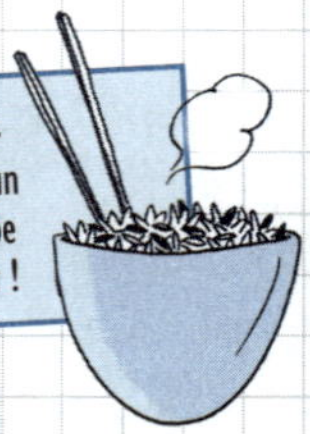

Fondue de poireaux

Lavez et coupez en tronçons le blanc de 2 poireaux (réservez les feuilles vertes). Dans une casserole, mettez les poireaux avec un peu d'eau et 2 cuillerées à soupe de crème fraîche épaisse. Couvrez et laissez cuire environ 10 minutes à feu moyen. Salez, baissez le feu et poursuivez la cuisson jusqu'à ce que les poireaux soient bien tendres. Ajoutez si besoin un peu d'eau en cours de cuisson. Au moment de servir, incorporez 1 cuillerée à soupe de parmesan.

Aubergines en sauce tomate

Lavez et coupez 1 aubergine moyenne en lamelles et faites-la cuire à la vapeur. Pendant ce temps, pelez et émincez 1 échalote, lavez et coupez en morceaux 2 tomates fraîches. Faites dorer l'échalote à la poêle avec 1 cuillerée à café d'huile et ajoutez les tomates coupées en morceaux. Salez, poivrez, et ajoutez un brin de thym. Laissez mijoter doucement jusqu'à ce que les tomates soient cuites. Nappez les aubergines de sauce tomate.

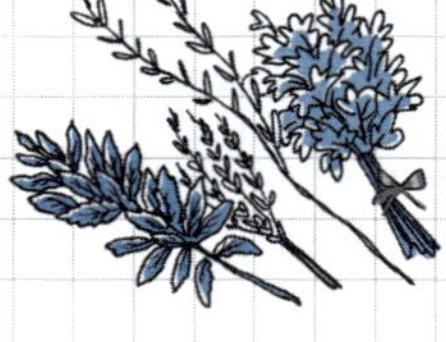

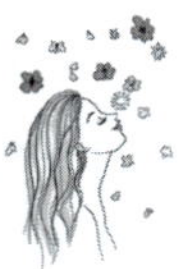

JOUR 7

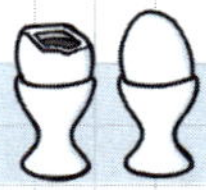

Déjeuner

- ½ avocat, sauce mayonnaise allégée
- Steak au poivre
- Spaghettis *al dente* (+ gruyère râpé ou parmesan) et salade verte, sauce vinaigrette
- Pomme

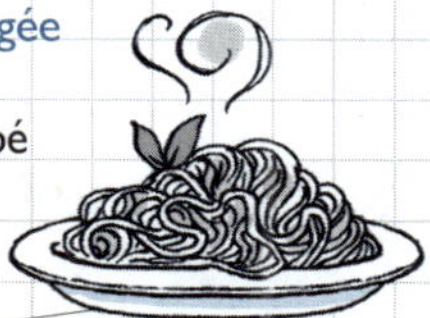

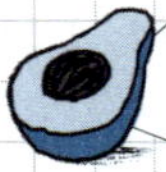

L'avocat est un légume riche en graisses, mais il s'agit de bonnes graisses qui protègent le cœur. Ne le boudez pas.

Sauce mayonnaise allégée

Prenez de la mayonnaise du commerce (déjà allégée) et mélangez-la avec la même quantité de fromage blanc nature. Ajoutez un peu de vinaigre, salez et poivrez. C'est tout !

Dîner

- Salade de mâche, sauce vinaigrette
- Œufs coque + mouillettes de pain intégral au levain
- Poêlée tricolore de poivrons
- Fromage blanc + compote sans sucre ajouté

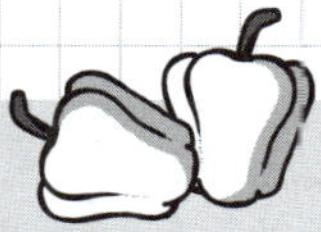

Poêlée tricolore de poivrons (pour 4 personnes)

Lavez 1 poivron vert, 2 poivrons rouges et 1 poivron jaune. Enlevez les pépins et les membranes blanches, et détaillez-les en lanières. Épluchez et hachez 1 gousse d'ail. Faites revenir dans une poêle les poivrons avec 2 cuillerées à soupe d'huile d'olive, ajoutez l'ail, salez et laissez fondre environ 30 minutes à petit feu (les poivrons doivent être bien cuits).

Petit quiz nutrition

Quel aliment est le plus riche en glucides : le pain ou la biscotte ?

Réponse : à poids égal, c'est la biscotte.

Quelle boisson est la plus riche en glucides : la limonade, le jus d'orange ou le soda goût cola ?

Réponse : aucun, ils renferment la même quantité de glucides (mais le jus d'orange, contrairement aux autres boissons, contient des sucres naturels et des vitamines).

Quelle céréale a l'index glycémique le plus faible : le riz, le quinoa ou le blé complet ?

Réponse : le quinoa.

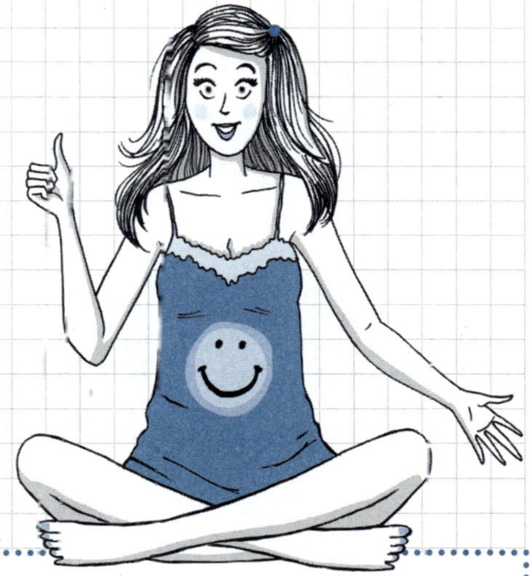

Vous êtes arrivée à la fin de votre détox !

Trois semaines « sans sucre » (ou presque). Regardez le chemin parcouru, les défis que vous avez relevés et soyez fière de vous ! Rendez-vous p. 68 pour votre bilan perso.

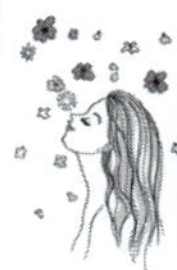

Je gère les imprévus

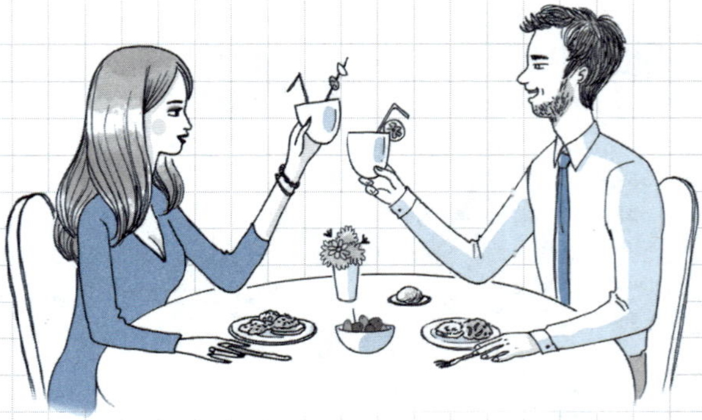

Au restaurant

Votre moitié vous invite à dîner ? Un repas d'affaires se profile ? Faire un repas sans sucre ajouté ni raffiné au restaurant relève de l'exploit ! Considérez donc ce moment comme une agréable parenthèse (la fameuse soupape de sécurité), mais n'en profitez pas pour vous gaver de sucre : laissez la panière hors de portée de main et, en dessert, choisissez plutôt deux boules de glace (15 à 20 g de sucres) en évitant soigneusement les pâtisseries surchargées en sucres (30 à 40 g, voire plus…) et en graisses. Si vous dînez en amoureux, commandez un dessert pour deux, c'est romantique et vous divisez par deux la note de sucres.

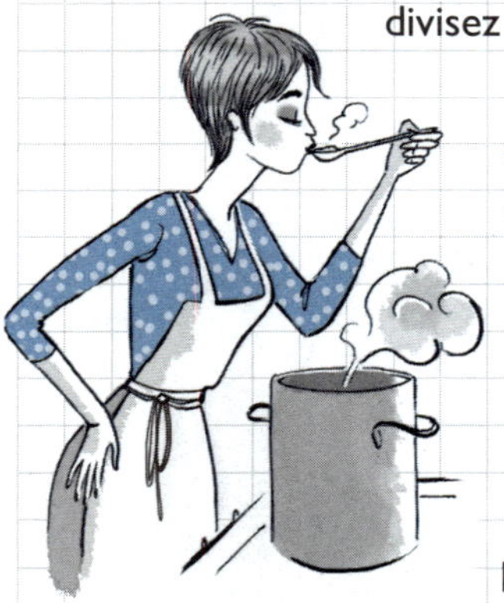

Je suis invitée

Vous êtes invitée à manger ? Proposez d'apporter le dessert : on vous en sera reconnaissante. Profitez-en pour préparer une belle salade de fruits de saison que chacun pourra sucrer à sa convenance : ce sera perçu comme une belle délicatesse, et vous aurez votre dessert sans sucre.

Côté plat, vous n'avez pas le choix : faites honneur à votre hôte et savourez ce qu'il a préparé. On vous propose de vous resservir ? Refusez poliment mais fermement.

Des amis débarquent… à l'heure de l'apéro

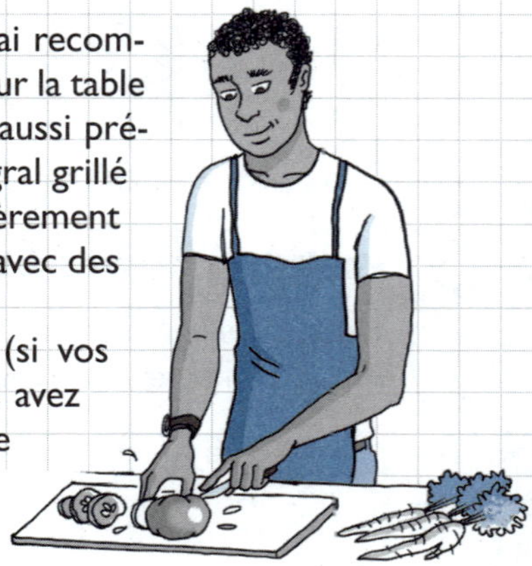

Si vous avez bien fait le tri dans vos placards comme je vous l'ai recommandé, cela ne devrait pas poser (trop) de problème : disposez sur la table des tomates-cerises et des amandes ou des noix. Vous pouvez aussi préparer des bâtonnets de légumes et des toasts avec du pain intégral grillé (tartinez-les avec un peu d'anchoïade ou du fromage blanc légèrement salé et du saumon fumé…), ou des petites brochettes avec des cubes de fromage, de concombre et de jambon…

Côté boisson, trinquez avec un jus de tomates (si vos amis restent perplexes, dites-leur que vous avez découvert cette boisson récemment et que vous l'a-do-rez !) ou servez-vous un petit verre d'un bon vin…

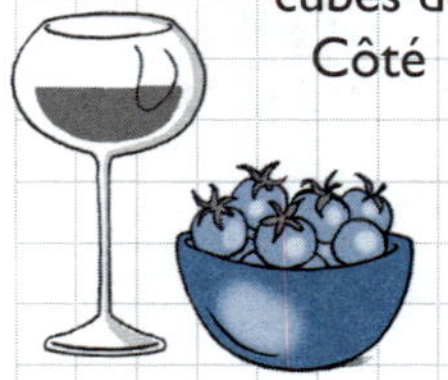

Je me dépense pour mieux gérer mes envies de sucre

Vous le savez, les envies sont un phénomène psychologique : elles ne sont que le reflet d'un besoin intérieur de tendresse et de douceur. Pour les chasser, il suffit donc de prendre une bonne dose de bien-être, grâce à certaines activités comme le sport : se dépenser permet de sécréter des endorphines, ces précieuses hormones du plaisir, sans oublier les calories dépensées… Vous avez bien deux ou trois petits bourrelets à effacer ?

Choisir la bonne activité

Pour mettre à profit votre activité, celle-ci doit être suffisamment longue pour que les endorphines soient libérées (30 minutes au minimum de bonne transpiration). Ne comptez pas sur la petite balade digestive du dimanche, elle n'est pas assez tonique : la quantité d'endorphines libérées dépend aussi de l'intensité de l'exercice !

Pour un bon « shoot » d'endorphines, pratiquez plutôt une activité d'endurance et restez dans votre zone de fréquence cardiaque optimale : vous devez ressentir les efforts mais être capable de tenir une conversation en même temps. Oui, Mesdames, vous allez pouvoir papoter !

L'activité physique régulière permet de réduire le niveau de stress, de brûler des calories et donc de favoriser la perte de poids, mais aussi d'augmenter la masse musculaire : la silhouette est remodelée et tonifiée. Finalement, il n'y a que des avantages à faire du sport.

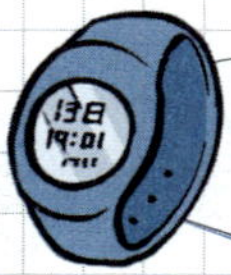

Pour connaître et rester dans votre zone optimale de fréquence cardiaque, pensez à utiliser un cardiofréquencemètre.

Voici la dépense énergétique moyenne de quelques activités d'endurance :

Activité physique	Calories dépensées par heure (moyenne)
Marche rapide	200 à 300
Danse	200 à 300
Gymnastique	300
Roller	300 à 400
Zumba	400
Vélo	400
Course à pied	400 à 500
Natation	400 à 600
Ski de fond	500 à 600

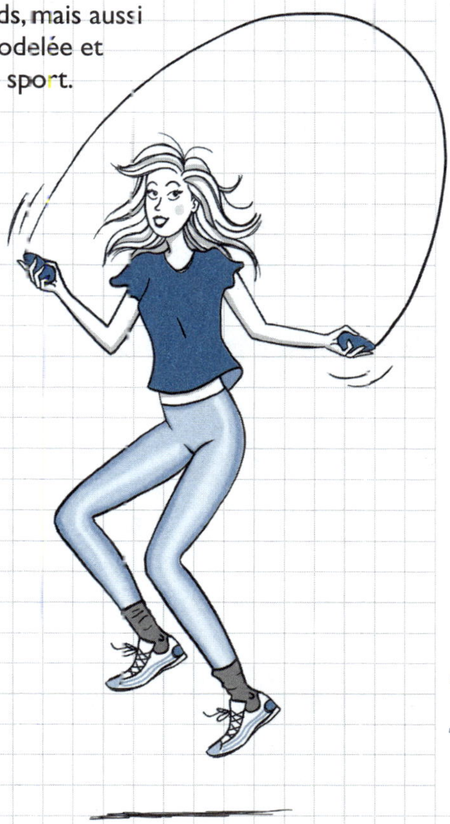

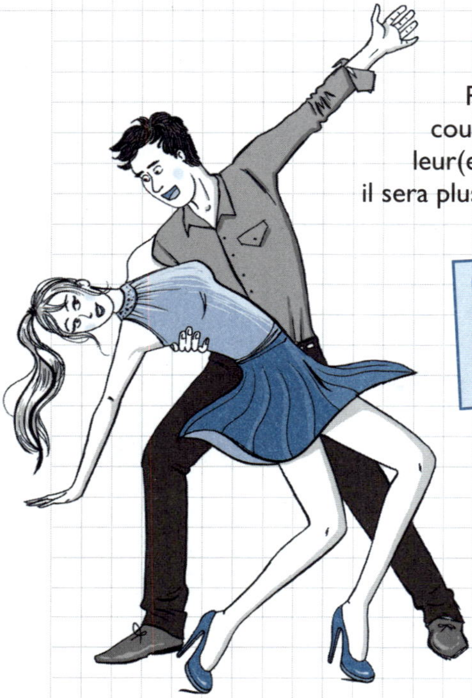

Choisissez une activité qui vous plaît, ce serait dommage d'abandonner au bout de quelques séances de supplice… Pensez aux jeux de ballon, à la danse (Zumba, rock, danse country…), au roller, etc. Embarquez avec vous votre meilleur(e) ami(e) ou votre moitié : à deux, c'est plus ludique… et il sera plus difficile de vous défiler au dernier moment !

Bien dans son corps et dans sa tête
Le sport est une torture pour certains et un besoin irrépressible pour d'autres. Il suffit souvent de passer le cap des premières séances pour ne plus pouvoir s'en passer ensuite. Accrochez-vous, et vous bénéficierez de tous ses avantages : silhouette tonique et mince, dynamisme et sérénité retrouvée.

Je n'ai pas le temps de faire du sport

Ça c'est vous qui le dites ! En réalité, on a toujours le temps… Il suffit de le vouloir et de le prendre. Insérez des plages horaires dans votre agenda pour des activités sportives au même titre qu'un rendez-vous médical : marche rapide, footing, séance de natation ou de Zumba, squash ou simple jeu de badminton…

Notez les jours et les horaires pendant lesquels vous pouvez dégager du temps pour faire du sport :

……………………………………………………………………………

……………………………………………………………………………

……………………………………………………………………………

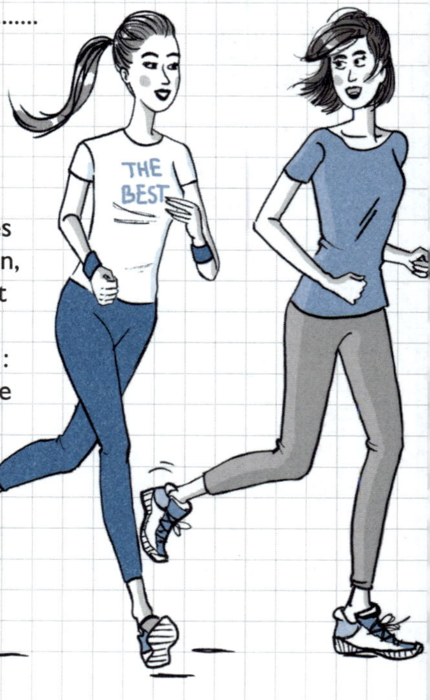

Je m'essouffle rapidement

Si vous n'avez pas pratiqué de sport depuis longtemps, faites d'abord un bilan médical. Avec le feu vert de votre médecin, commencez par des petites séances de 10 à 15 minutes, dont vous augmenterez progressivement la durée et l'intensité.
Si les débuts sont trop difficiles, tournez-vous vers la marche : c'est l'activité la plus naturelle qui soit. Pour avoir votre dose d'endorphines, marchez d'un bon pas pendant 45 minutes au minimum !

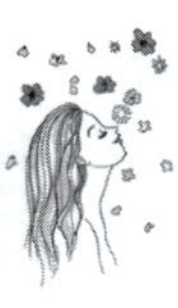

Boostez votre motivation avec un podomètre !
Le podomètre est un petit boîtier très discret qui s'accroche au pantalon. Il compte vos pas lorsque vous marchez, et calcule la distance parcourue. L'objectif est de réaliser quotidiennement 5 000 pas pour sortir d'une trop grande sédentarité et d'atteindre progressivement les 10 000 pas pour une efficacité optimale.

Test : Quelle stressée êtes-vous ?

Le stress est un phénomène naturel et même indispensable à la survie. Mais quand il devient chronique et disproportionné, il nous gâche la vie, brouille la réalité et nous empêche parfois d'agir correctement… Enfin, et surtout, il déclenche souvent une envie de sucré au point de ne plus pouvoir se contrôler. Pour connaître votre niveau de stress et votre façon d'y réagir, répondez spontanément aux questions suivantes.

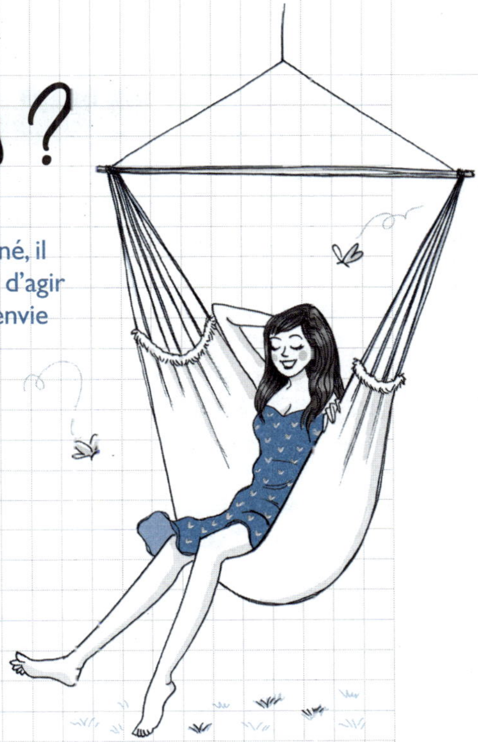

Vous avez un rendez-vous important et votre réveil n'a pas sonné…

▲ Foutu pour foutu, vous sautez sur votre téléphone en rageant et annulez purement et simplement votre rendez-vous.

● Vous vous préparez en 4e vitesse et essayez d'arriver à l'heure prévue (même si c'est illusoire…).

■ Vous appelez pour vous excuser de votre retard, avant de vous préparer normalement.

Avez-vous la sensation d'être fatiguée du matin au soir, même sans rien faire ?

▲ Oui, c'est exactement cela : vous vous sentez exténuée !

● Oui, mais vous arrivez à déconnecter et à vous ressourcer en période de vacances.

■ Pas vraiment, vous êtes fatiguée de façon ponctuelle.

Votre patron vous demande de présenter une conférence le lendemain devant une assemblée de 300 personnes…

▲ Vous ne dormez pas de la nuit, complètement paniquée, et travaillez d'arrache-pied pour préparer votre speech.

● Vous vous réveillez plusieurs fois dans la nuit, anxieuse de ne pas être à la hauteur.

■ Vous êtes confiante et dormez presque normalement, vous parlerez de ce que vous maîtrisez !

Vous partez en voyage à l'étranger…

▲ Votre valise est prête depuis plusieurs jours et vous arrivez le jour J, quatre heures en avance à l'aéroport, de peur de rater l'avion.

● Vous êtes tendue à la simple idée de prendre l'avion et pestez contre votre homme qui n'est pas encore prêt à l'heure du départ.

■ Vous avez calculé le temps de trajet jusqu'à l'aéroport et prévoyez une marge au cas où le trafic routier serait exceptionnellement ralenti.

C'est bientôt Noël, et cette année, c'est vous qui recevez la belle-famille…

▲ Vous angoissez à l'idée de cette soirée : vous avez peur de rater votre repas, le plan de table est un vrai casse-tête…

● Vous stressez un peu et préférez organiser à l'avance le partage de la préparation du repas pour être plus sereine.

■ Vous êtes enchantée et visualisez à l'avance des scènes de bonheur partagé.

Pour vous, « pression » est synonyme de…

▲ Boulot : votre job est très prenant et vous avez beaucoup de responsabilités.

● Maison : vous devez gérer le quotidien, la cuisine, le ménage…

■ « Pression » ? Si ce n'est une bonne bière… rien !

Lorsque vous êtes stressée…

▲ Vous tournez en rond dans la cuisine et finissez par avaler un paquet de gâteaux.

● Vous « déchargez » en avalant une barre chocolatée et téléphonez ensuite à un(e) ami(e).

■ Vous mettez un CD de musique douce et vous vous détendez dans le canapé.

Faites les comptes !

▲	■	●

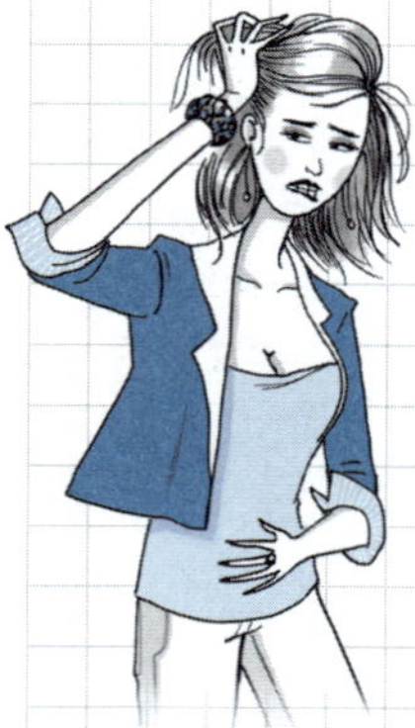

Vous avez une majorité de ▲ : *Vous êtes rongée par le stress*

Vous vous laissez souvent submerger par le stress : une situation inhabituelle, et vous imaginez les pires scénarios. Même les moments heureux sont source d'inquiétude ! Résultat : vous êtes constamment fatiguée, vous réagissez de façon inadaptée et, surtout, vous ne savez pas comment gérer votre stress autrement qu'en consommant du sucre. Il est temps de réagir !

Vous avez une majorité de ● : *Vous êtes assez sensible au stress*

Vous pensez maîtriser votre stress mais certaines situations vous font dégonder. Vous êtes certainement une personne exigeante avec vous-même, et la médiocrité ou la peur de ne pas être à la hauteur vous rendent anxieuse. Pour rester zen en toutes circonstances, adoptez certaines techniques de relaxation, cela vous fera le plus grand bien !

Vous avez une majorité de ■ : *Le stress ? Vous ne connaissez pas, ou vous le cachez bien !*

Vous devez certainement vivre des situations stressantes de temps à autre, mais vous avez réussi à mettre en place des stratégies pour faire face au stress et ça vous réussit bien. Peut-être pratiquez-vous déjà le yoga ou la relaxation ? Continuez ainsi !

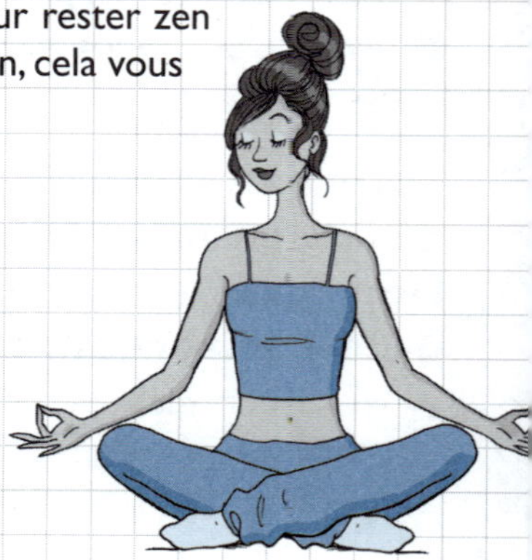

J'adopte la zen-attitude

Aujourd'hui, les techniques de relaxation se multiplient et, surtout, deviennent accessibles à tous. Petit tour d'horizon des meilleurs outils pour combattre et mieux maîtriser votre stress.

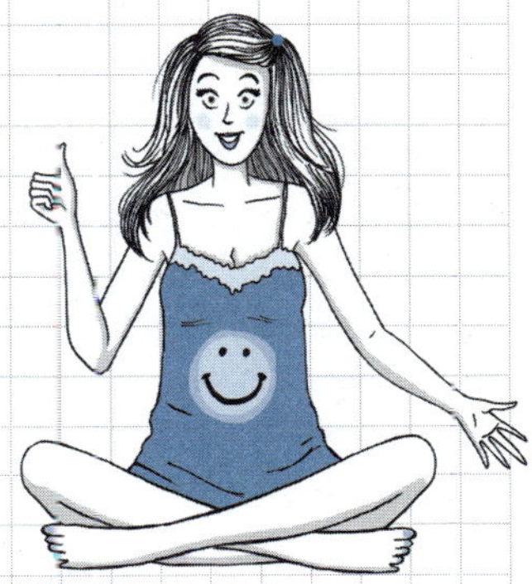

La sophrologie et le yoga

La boule au ventre, le cœur qui s'emballe sans raison, des réveils nocturnes ou des insomnies… pas de doute, l'anxiété vous ronge. Inscrivez-vous à un cours de yoga ou à une séance de sophrologie : vous serez vite addict ! Ces techniques permettent de retrouver une harmonie entre le corps et l'esprit. Vous vous sentez plus zen, et les tensions se relâchent, vos émotions s'apaisent et vous retrouvez (enfin !) un sommeil de bébé…

La méditation

Pour pratiquer la méditation, inscrivez-vous à une séance découverte (en groupe). Si vous préférez la version « solo », achetez un bon livre (de préférence fourni avec un CD ou un DVD).

Depuis quelques années, certains n'ont que ce mot à la bouche. S'asseoir, se centrer et faire le vide intérieur… Vous restez sceptique ? Mais quel est le secret de la méditation ? Inspirée de la spiritualité orientale, la méditation permet d'entrer en contact avec soi-même, de développer son attention et sa concentration. Vous vivez ainsi en « pleine conscience », c'est-à-dire que vous prenez la mesure de l'instant présent et en profitez pleinement… Les petits tracas de la vie quotidienne passent aux oubliettes !

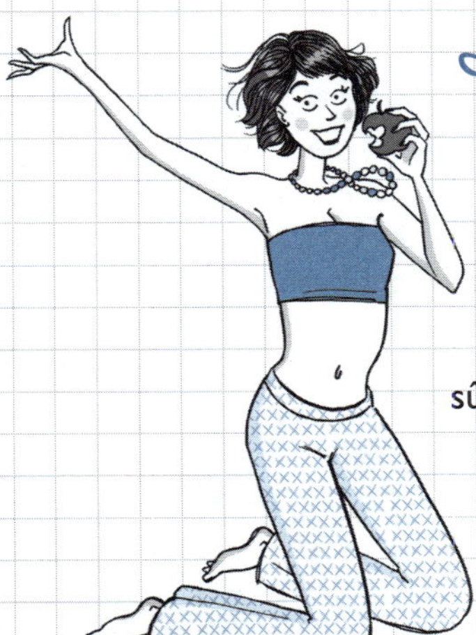

La cohérence cardiaque

Il s'agit d'une technique de respiration qui permet d'entrer dans un état particulier de fréquence cardiaque. Pour cela, c'est très simple : il suffit de respirer 6 fois (6 inspirations et 6 expirations) en 1 minute. Les effets positifs de cette pratique sur la santé et le bien-être sont nombreux : diminution de la pression artérielle, renforcement du système immunitaire et, bien sûr, réduction du stress. Cinq minutes d'exercices de respiration 2 fois par jour suffisent à dissiper les tensions.

Pour vous entraîner, faites les premiers exercices en vous aidant d'un tutoriel vidéo sur Internet.

Chapitre 4

Ma vie après le sucre

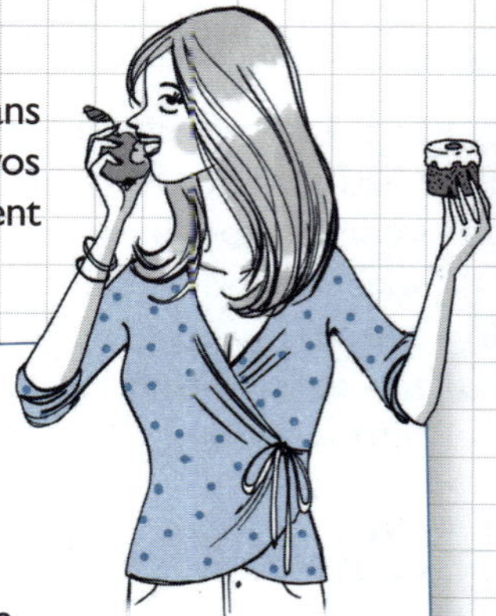

Ça n'a sûrement pas été simple, mais OUI, vous l'avez fait : 3 semaines sans sucre ! Quelles sont vos sensations aujourd'hui ? Avez-vous atteint vos objectifs ? Vous sentez-vous moins fatiguée, plus légère ? C'est le moment de faire votre bilan.

Mon bilan perso

Je note les objectifs que j'ai atteints...

- ❑ J'ai perdu du poids (... kilos)
- ❑ Je digère beaucoup mieux
- ❑ Ma peau est nettement plus lisse (et ce n'est que le début !)
- ❑ Mes petits problèmes cutanés ont disparu
- ❑ Je me sens plus sereine et moins stressée
- ❑ J'ai plus d'énergie
- ❑ Je mange de façon saine et équilibrée
- ❑ Je me suis ENFIN débarrassée de cette addiction tenace
- ❑ Autre : ....
  ....
  ....

Je note aussi les difficultés rencontrées...

....

....

Je note les petits défis perso que je me suis lancés...

- ❑ Je bois désormais mon café ou mon thé sans sucre
- ❑ Je mange les yaourts et fromage blancs sans sucre !
- ❑ Je ne bois plus de sodas ni de sirops
- ❑ J'ai supprimé les confiseries
- ❑ Je mange essentiellement des céréales complètes ou à IG bas
- ❑ Je mange des légumes à chaque repas
- ❑ Autre : ....
  ....
  ....

Mes observations personnelles...

....

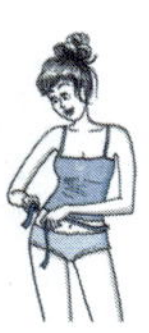

Je mange équilibré

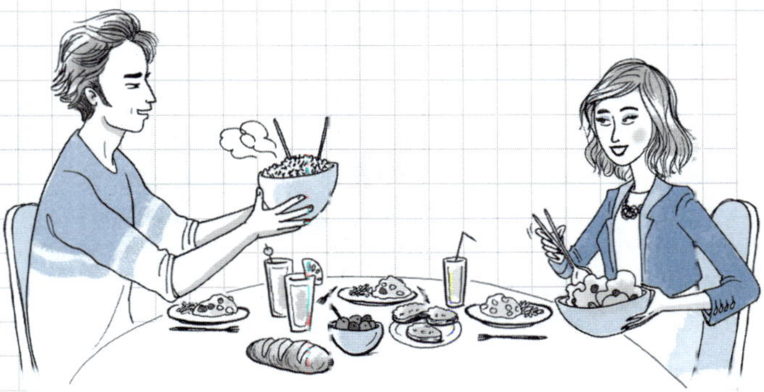

Supprimer le sucre, c'est bien. Mais si vous ne mangez pas équilibré, c'est comme si vous mettiez du vernis sur des ongles sales, ou décidiez de faire de la musculation en travaillant uniquement les biceps.

L'équilibre c'est quoi ?

Depuis quelques années, on vous rebat les oreilles avec des slogans nutritionnels : « 5 fruits et légumes par jour », « Pour votre santé, ne mangez pas trop salé », « Ni trop sucré » (ça, c'est fait), « Ni trop gras »… Qu'est-ce que tout cela veut dire ?

5 fruits et légumes par jour, c'est facile !

Un kiwi ou une orange pressée au petit déjeuner, une portion de crudités et une compote le midi, une pomme au goûter et une bonne soupe de légumes le soir : vous y êtes déjà, pas besoin d'être un cordon-bleu, ni de passer des heures derrière les fourneaux.

Cinq fruits et légumes, cela représente cinq « portions » de 80 g seulement chacune ! Finalement, ce n'est pas si utopique.

Moins de sel, plus de naturel !

Pour éviter les excès de sel, privilégiez la cuisine faite maison, car les plats industriels en regorgent. Et quand vous passez à table, goûtez d'abord les plats, il n'y a pas toujours nécessité à y rajouter du sel… Vous avez appris à vous passer du sucre, ne compensez pas avec des mets trop salés.

En ce qui concerne les graisses, rendez-vous p. 70.

Limitez aussi votre consommation de produits salés comme les olives, le jambon, les fromages, la sauce soja, les anchois…

Finalement, un repas équilibré c'est un repas à base de produits végétaux de saison, de protéines (viande, poisson, œufs…) pour entretenir les muscles, de céréales pour faire le plein d'énergie, et de calcium pour garder des os solides. Ajoutez-y une bonne dose de convivialité et un soupçon de plaisir, arrosez le tout d'eau bien fraîche, et vous obtiendrez un repas parfait.

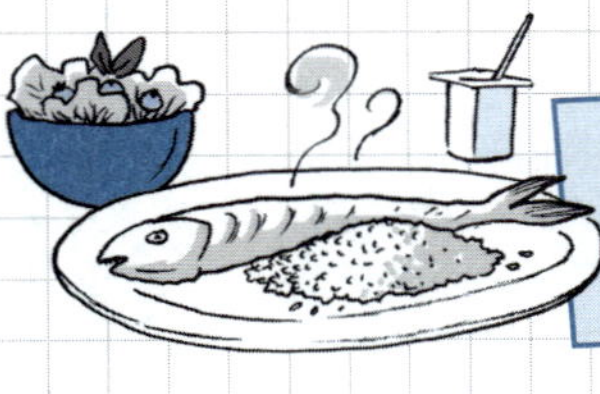

L'équilibre s'équilibre !
L'équilibre nutritionnel se construit sur un repas mais aussi sur une journée ou même quelques jours consécutifs : un écart sera vite compensé par des repas plus légers.

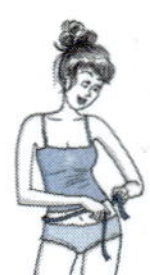

Et le gras dans tout ça ?

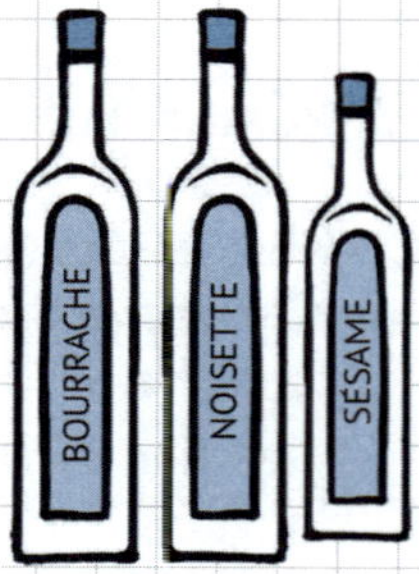

Contrairement au sucre, qui n'a aucun intérêt en nutrition (hormis le plaisir que sa consommation procure), les graisses sont indispensables à l'équilibre nutritionnel : elles apportent des acides gras essentiels (que l'organisme ne sait pas synthétiser) et des vitamines (A, D, E) indispensables à la santé.

Une histoire de quantité…

Les graisses doivent idéalement représenter de 35 à 40 % des apports journaliers en calories, soit environ 80 g pour un adulte d'activité moyenne. Cela peut paraître beaucoup, et pourtant, nul besoin de noyer les salades sous la vinaigrette : 10 g de graisses, cela correspond à 1 seule cuillerée à soupe, et représente déjà 90 calories ! À ce compte-là, la coupe est très vite pleine, croyez-moi.

La première étape consiste à prendre conscience de la quantité de graisses que l'on ingurgite, surtout s'il s'agit de « graisses cachées », c'est-à-dire présentes dans les aliments. En voici quelques exemples…

À retenir :
1 g de graisse = 9 calories
1 g de protéine ou de glucide = 4 calories

Il y a l'équivalent de	dans
1 cuillerée à soupe d'huile (= 10 g de graisses) 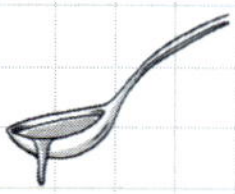	1 petit morceau de roquefort (30 g) 1 yaourt à la grecque 2-3 fines tranches de saucisson 1 croissant 40 g de quatre-quarts (1 tranche) 3-4 biscuits secs au chocolat 25 g de chocolat 4-5 olives noires 1 poignée de chips
2 cuillerées à soupe d'huile (= 20 g de graisses) 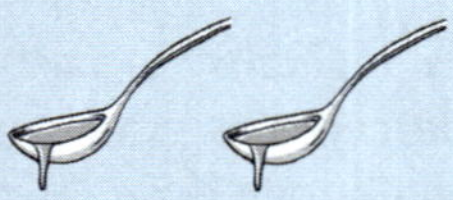	2 côtelettes d'agneau 3 saucisses de Strasbourg (type Knaki®) 1 portion de rillettes (50 g) 1 part de petit-salé aux lentilles en conserve 1 part de quiche aux légumes 1 hot-dog 1 cuillerée à soupe bombée de tarama 1 mille-feuille 1 grand bâtonnet glacé chocolaté
3 cuillerées à soupe d'huile (= 30 g de graisses) 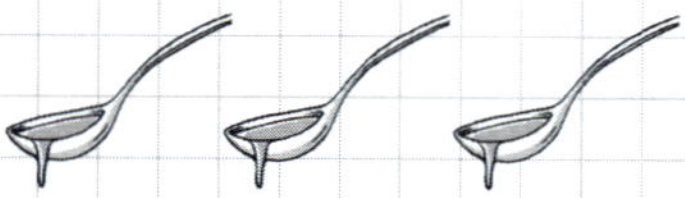	1 avocat nature (sans assaisonnement) 1 hamburger double 1 friand à la viande 1 part de cassoulet en conserve

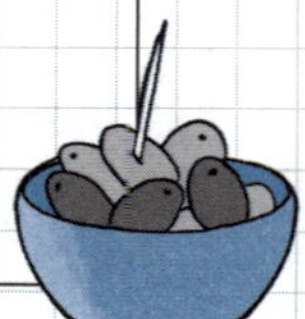

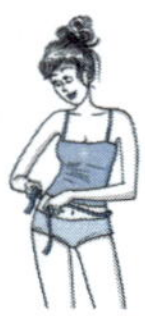

La quantité de graisses présente dans nos assiettes est généralement excédentaire. La seconde étape consiste donc à y mettre un bon coup de freins. Pour rester dans la bonne fourchette, privilégiez les modes de cuisson qui nécessitent peu de matière grasse (cuisson à la plancha, à la vapeur, en papillote, à l'étouffée) et limitez la consommation d'aliments riches en graisses. Pour y arriver, voici quelques conseils très simples…

Au lieu de manger…	Je choisis plutôt…
Des cacahuètes et des chips à l'apéro	Des tomates-cerises et des dips de crudités
1 avocat mayonnaise	½ avocat au citron
Un morceau de rillettes	1 tranche de jambon blanc
Des merguez et saucisses Des côtelettes d'agneau	Des brochettes de poulet au curry Des brochettes de bœuf aux poivrons
1 pizza	⅓ de pizza et des crudités
1 entrecôte bien grasse	1 steak haché à 5 % MG
1 bâtonnet glacé chocolaté	1 sorbet aux fruits

Et la qualité alors ?

Même s'il n'y a pas réellement de « mauvaises graisses » – puisque toutes ont leur rôle dans l'organisme –, certaines ont une fâcheuse tendance à encrasser nos artères (quand elles sont consommées en excès) et à se stocker plus facilement (bonjour, les bourrelets disgracieux !). Il s'agit des graisses saturées, présentes surtout dans les viandes, charcuteries, fromages, beurre et laitages gras… Ne les supprimez pas complètement, mais faites-en une consommation raisonnable.

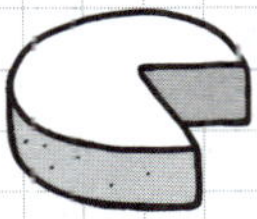

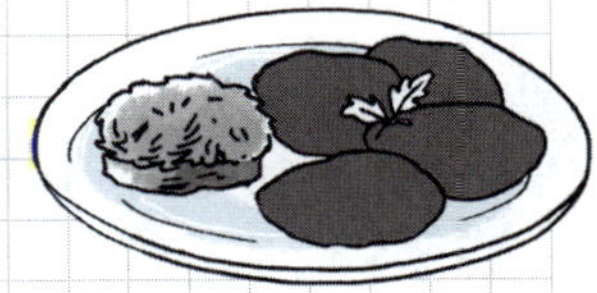

Mes repères pour ne pas abuser des aliments « gras »

Aliments	Fréquence et quantité conseillées
Beurre Fromage Charcuterie Plats pâtissiers (quiche, pizza…) Viande rouge	= 1 noix au petit déjeuner = 1 portion (30 g environ) par jour = 1 à 2 fois par semaine = 1 fois par semaine = 2 à 3 fois par semaine

Pensez à enlever le « gras visible » des viandes !

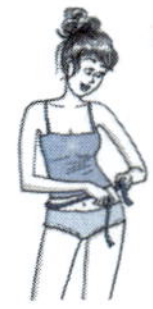

Je me fais plaisir avec les sucres naturels

Je n'ai pas dit qu'il fallait vous passer de sucre à tout jamais ! D'ailleurs, les recommandations actuelles indiquent de limiter le sucre ajouté à 5 % de l'apport énergétique journalier, ce qui représente environ 25 g de sucre. Vous avez réussi à supprimer les sucres ajoutés et raffinés pendant 3 semaines, cet objectif sera donc pour vous un véritable jeu d'enfants !

25 g de sucre
= 5 cuillerées
à café de sucre

Attention : la dose de **25 g de sucre** est très vite atteinte ! Voici ce que cela représente au quotidien…

Petit déjeuner

- Café noir sans sucre
- Pain complet
- Beurre
- Orange

Déjeuner

- Crudités + vinaigrette
- Viande ou poisson
- Céréales à IG bas/ légumes cuits
- Yaourt **+ 2 cuillerées à café de sucre complet**
- Fruit frais

Goûter

- Thé citron sans sucre
- **1 madeleine ou 3 biscuits secs**

Si vous le souhaitez, vous pouvez bien sûr continuer à supprimer complètement le sucre ajouté.

Dîner

- Potage ou crudités
- Œufs ou jambon
- Céréales à IG bas/ légumes cuits
- Fromage
- Salade de fruits **+ 1 cuillerée à café de sucre de coco**
- Pain complet

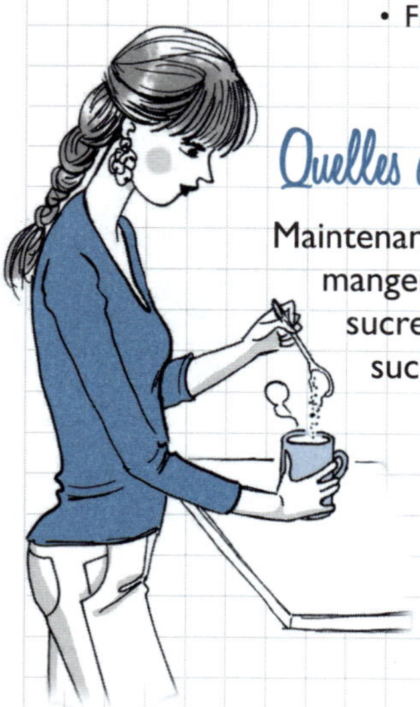

Quelles alternatives au sucre raffiné ?

Maintenant que vous êtes sevrée du sucre raffiné, ce serait dommage d'en manger à nouveau. Mais alors, quels sucres choisir ? Le sirop d'agave ? Le sucre complet ? Le sucre de coco ? Voici un petit tour d'horizon des sucres non raffinés à privilégier…

Le sucre complet

Vous avez peut-être entendu parler du « muscovado » ou du « rapadura » : il s'agit tout simplement d'un sucre de canne complet non raffiné. Sa couleur ambrée ou brune et son goût parfumé rappellent ceux du sucre vergeoise (miam !). Seul hic : l'IG du sucre complet reste élevé… Ayez la main légère !

Le miel

Riche en composés antioxydants et minéraux, celui qu'on appelle le « nectar des dieux » présente de nombreux bénéfices reconnus pour la santé : il a des vertus antibactériennes, apaise les irritations de la gorge et renforce le système immunitaire… Mais son IG est élevé et sa teneur en fructose importante. Consommez-le avec modération !

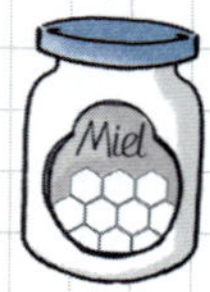

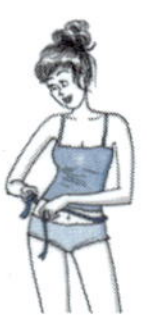

Le sirop d'agave

Issu d'une plante mexicaine, le sirop d'agave a un IG bas, mais sa teneur en fructose est élevée (70 %). N'en faites pas des folies !

Faut-il supprimer les sucres à IG élevé ?
Non, à condition de les consommer en petite quantité (1 ou 2 cuillerées à café) et, de préférence, en fin de repas : il se mélangera aux autres aliments dans l'estomac et n'aura alors que très peu d'impact sur la glycémie.

Le sirop d'érable

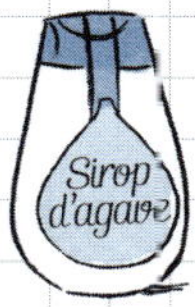

C'est le sucre préféré des Canadiens. Entièrement naturel, il a malheureusement un IG aussi élevé que le sucre ordinaire. Consommez-le avec parcimonie !

La stévia

Issue d'une plante, la stévia est considérée comme un édulcorant : son pouvoir sucrant est tel que d'infimes quantités sont suffisantes pour sucrer un produit, et l'apport énergétique devient négligeable. Mais, aujourd'hui, on trouve le plus souvent de la stévia raffinée (sous la forme d'une poudre blanche). Fuyez cette stévia trafiquée et préférez-lui sa forme brute, naturelle, de couleur verte. Attention aux palais délicats : elle possède un arrière-goût de réglisse prononcé.

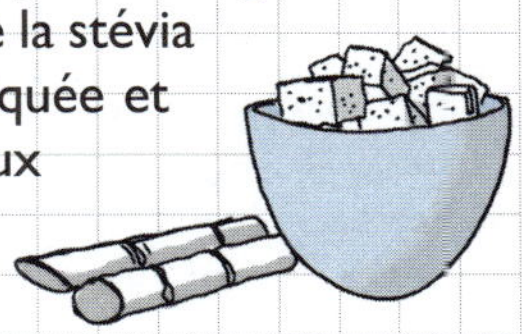

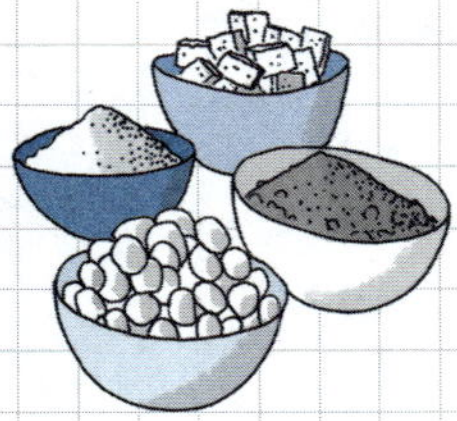

Le sucre de coco

Ce sucre n'est pas issu de la noix de coco… mais de sa fleur. Et bonne nouvelle, son IG est bas et sa teneur en fructose raisonnable (ouf !). Il se présente sous la forme d'une poudre très parfumée de couleur ambrée et s'utilise comme le sucre ordinaire.

Le sucre de bouleau

Appelé aussi « xylitol », le sucre de bouleau fait partie des édulcorants naturels. Son IG est faible mais sa consommation peut entraîner des troubles digestifs (ballonnements et diarrhées). Intestins sensibles s'abstenir !

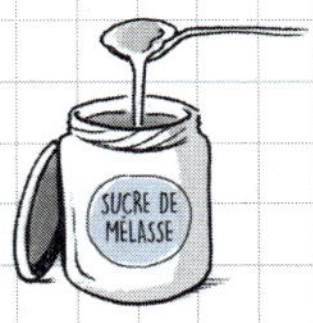

Mes ultimes conseils pour bien choisir vos sucres

Évitez le sucre blanc, roux, glace, la vergeoise et la cassonade : ce sont des sucres raffinés ! Évitez aussi le fructose cristallisé (100 % de fructose).
Variez les sucres naturels : miel, sirop d'agave, sucre de coco… Chacun possède des avantages mais aussi des petits défauts. Si vous respectez bien la consommation maximale de **25 g de sucre au quotidien** et que vous jouez la carte de la variété, vous serez dans le vert !

Le « sucre parfait » n'existe pas !
Même les sucres naturels ont des petits défauts : richesse en fructose, IG élevé, pouvoir cariogène important, effets secondaires sur le transit intestinal… Le sucre, quel qu'il soit, reste du sucre et doit être consommé avec grande modération.

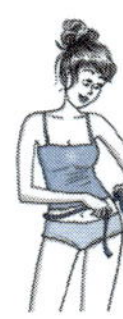

Mes petits (et grands) plaisirs peu sucrés

Vous recevez des amis ? Vous avez envie de faire plaisir à toute la famille avec un bon dessert et d'en profiter sans exploser votre quota de sucre ? Voici quelques recettes de desserts absolument irrésistibles, mais pauvres en sucres raffinés, bien sûr !

Le basique intemporel : le clafoutis

Pour commencer, voici une recette classique revisitée qui séduira tout le monde.

Pauvre en graisses (et en sucres dans cette recette), le clafoutis permet aussi de finir les fruits qui commencent à s'abîmer (objectif : zéro gaspillage).

Clafoutis aux abricots (pour 6 personnes)

Lavez, dénoyautez et coupez en morceaux environ 500 g d'abricots bien mûrs. Préchauffez le four à 200 °C (th. 6-7). Dans un saladier, mélangez 3 gros œufs avec 70 g de sirop d'agave, ajoutez 50 g de poudre d'amandes, 50 g de farine d'orge mondé et 25 cl de lait. Mélangez bien et versez la préparation dans un moule antiadhésif. Ajoutez les abricots et enfournez pour environ 45 minutes.

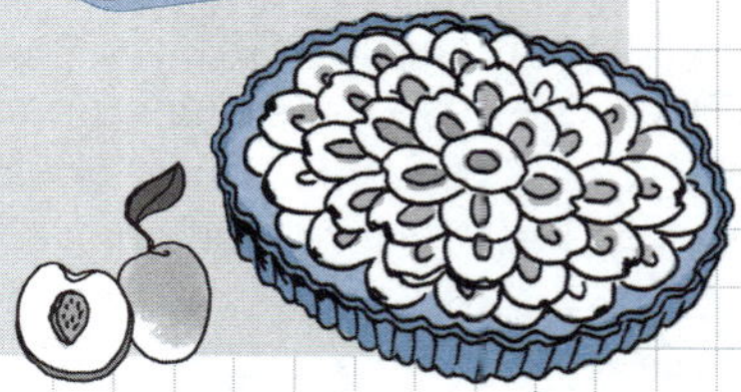

Envie d'un bon gâteau au chocolat ?

Pour finir un repas de fête, vous rêvez d'un moelleux au chocolat ? Cette recette est faite pour vous.

Astuce : Ces petits gâteaux au cœur fondant avec un goût chocolat-noisette sont tout simplement délicieux… mais riches en graisses. Faites-vous plaisir avec un seul moelleux ! Ces portions individuelles permettent de ne pas être tentée et de se servir une part raisonnable.

Petits moelleux chocolat-noisette (pour 4 à 5 muffins)

Préchauffez le four à 180 °C (th. 6). Faites fondre 100 g de chocolat noir à 70 % de cacao avec 70 g de beurre au four à micro-ondes à faible puissance. Mélangez pour avoir une préparation bien lisse. Ajoutez 80 g de sucre de coco et 60 g de purée de noisettes. Mélangez, puis ajoutez 2 œufs. Intégrez 2 cuillerées à soupe de farine de blé T110 ou 150, mélangez bien, puis répartissez la préparation dans des moules à muffins antiadhésifs. Enfournez pour 10 à 15 minutes. Au sortir du four, les moelleux sont encore très crémeux mais ils durcissent en refroidissant. Dégustez tiède ou froid.

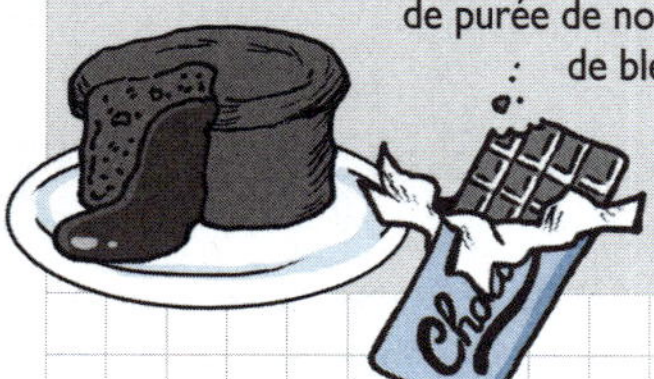

Adepte des bonnes glaces ? Faites-les vous-même !

Hélas ! les glaces industrielles sont riches en sucres raffinés (sirop de glucose-fructose, mélasse, sirop de maïs, sucre ordinaire…) et en ingrédients de basse qualité (amidons modifiés, arômes à l'origine douteuse…). La solution ? À défaut de sorbetière mais avec un robot et des fruits frais au congélateur (coupés en petits morceaux), votre glace sera prête en 5 minutes. Qui dit mieux ?

Ça marche aussi avec un yaourt au soja. Et vous pouvez varier les fruits : remplacez, par exemple, les fraises par des framboises ou une mangue coupée en morceaux.

Glace à la fraise (pour 3 portions ordinaires ou 2 gourmandes)

Dans le bol du robot, mettez 300 g de fraises surgelés (dans l'idéal, lavez 300 g de fraises parfumées, coupez-les en morceaux et mettez-les au congélateur la veille). Ajoutez 200 g de fromage blanc en faisselle bien égoutté ou 1 yaourt au lait entier, 1 cuillerée à soupe d'extrait de vanille liquide et 6 cuillerées à soupe de sirop d'agave. Mixez le tout jusqu'à l'obtention d'un mélange bien crémeux. Dégustez aussitôt.

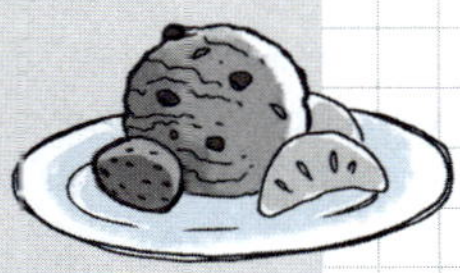

La recette ultra-simple qui séduira tout le monde : les verrines de pommes

Un bon dessert n'est pas forcément un gâteau gras et sucré, ni une glace très crémeuse. Il suffit parfois de savoir marier les saveurs et les textures.

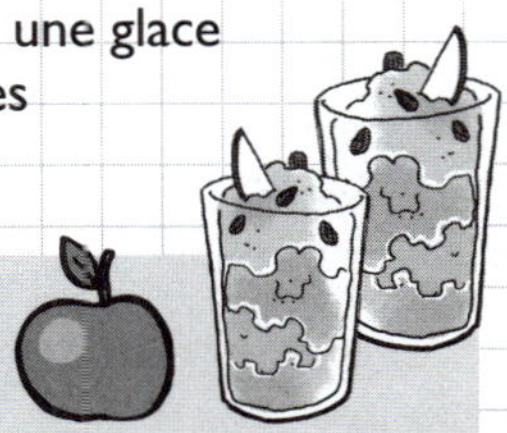

Verrines de pommes crousti-fondantes (pour 4 personnes)

Préparez un granola : préchauffez le four à 170 °C (th. 5-6). Mélangez 100 g de flocons d'avoine avec 2 cuillerées à soupe de sirop d'agave (ou de sucre complet) et 1 cuillerée à soupe d'huile de tournesol ou de noisette. Ajoutez 50 g de noisettes et amandes passées très rapidement au mixeur et ½ cuillerée à café de cannelle en poudre ou de mélange pour pain d'épice. Mélangez. Versez le tout sur une plaque à pâtisserie et enfournez pour 10 minutes. Sortez la plaque et remuez la préparation avant d'enfourner à nouveau jusqu'à ce que le granola soit doré (environ 10 minutes). Laissez refroidir : le granola va devenir croustillant.
Pendant ce temps, épluchez et coupez en morceaux 3 golden, puis faites-les cuire dans une poêle avec 2 noix de beurre. Répartissez-les dans 4 verrines, ajoutez dans chacune 2 cuillerées à soupe de yaourt nature crémeux, un filet de miel et parsemez de granola.

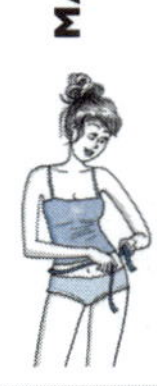

Mon mémo « stop au sucre ajouté »

Pour garder le cap de l'équilibre alimentaire à chaque repas et consommer du sucre avec parcimonie, voici un petit mémo à découper et à accrocher en évidence dans votre cuisine (sur un placard stratégique ou sur le frigo).

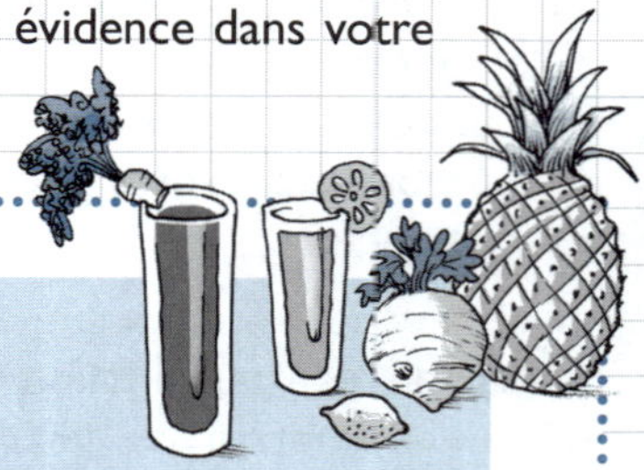

Petit déjeuner

Attention aux quantités de sucres ajoutés : pas plus de 5 cuillerées à café par jour !

- 1 boisson
- 1 produit céréalier : pain complet au levain ou müesli sans sucre ajouté
- 1 laitage nature
- 1 fruit frais (à garder éventuellement pour une collation à 10 heures)

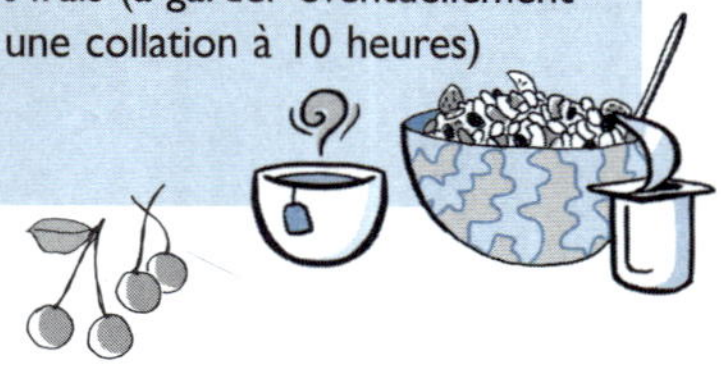

Goûter

- 1 boisson
- 1 laitage nature
  OU 1 fruit frais (si vous ne l'avez pas pris au déjeuner)

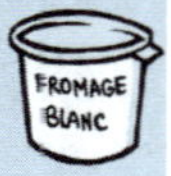

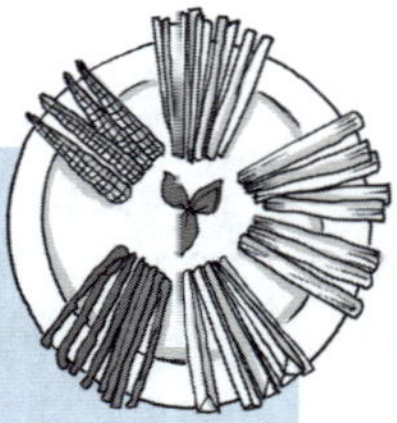

Dîner

- Des légumes crus et/ou cuits à volonté
- 1 part de viande
  OU de poisson
  OU des œufs
  OU du jambon
- 1 produit céréalier (céréales à IG bas)
  OU du pain complet au levain
- 1 laitage nature
- 1 fruit ou 1 compote

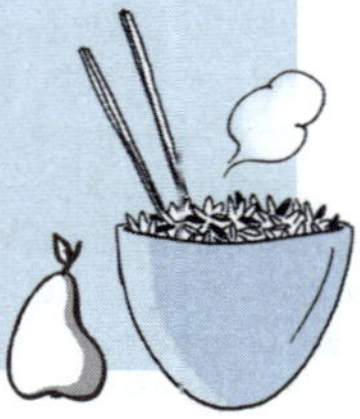

Déjeuner

Ayez la main légère sur les matières grasses d'ajout !

- Des légumes crus et/ou cuits à volonté
- 1 part de viande
  OU de poisson
  OU des œufs
  OU du jambon
- 1 produit céréalier (céréales à IG bas)
  OU du pain complet au levain
- 1 morceau de fromage
  OU 1 laitage nature
- 1 fruit ou 1 compote

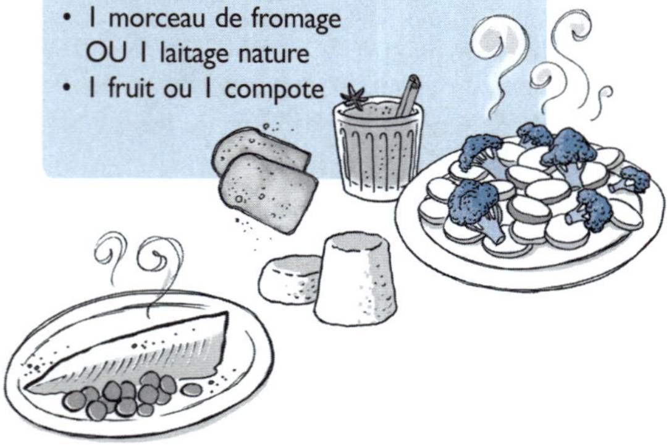

Les bonnes portions
Comment connaître les portions à consommer ? En suivant votre appétit, tout simplement ! Mais attention : mangez lentement et écoutez bien vos signaux de satiété. Si votre poids reste stable, c'est que vous avez le compas dans l'œil.

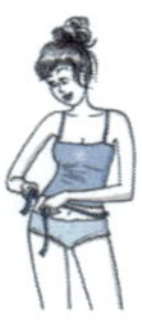

Conclusion

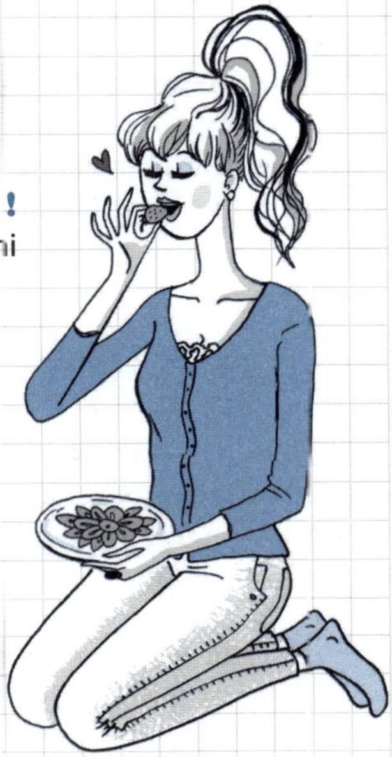

C'est une certitude : nous consommons trop de sucre !

Et comme toujours, l'excès ne fait pas bon ménage avec la santé ni avec la minceur…

Vous avez entamé votre première bataille contre le sucre (vous en sortez victorieuse ou en tout cas avec l'avantage), mais la route sera peut-être longue, avec des détours et des impasses… Si vous n'êtes pas suffisamment vigilante, les mauvaises habitudes reviendront, tôt ou tard, de façon plus ou moins insidieuse, et un beau (ou mauvais) jour, vous vous rendrez compte que vos bonnes habitudes, celles pour lesquelles vous avez tant fait d'efforts pendant 3 semaines, sont déjà reléguées aux oubliettes. Alors, ne lâchez rien : faites-vous des piqûres de rappel de temps à autre, en reprenant quelques jours de ce programme sans sucre, histoire de rappeler vos papilles à l'ordre.

Réduire les sucres raffinés et ajoutés n'est pas un phénomène de mode, c'est une réelle nécessité de santé publique : consommer trop de sucres raffinés, c'est augmenter les risques de maladies cardio-vasculaires, de diabète, de surpoids, et toutes les complications qui vont avec.

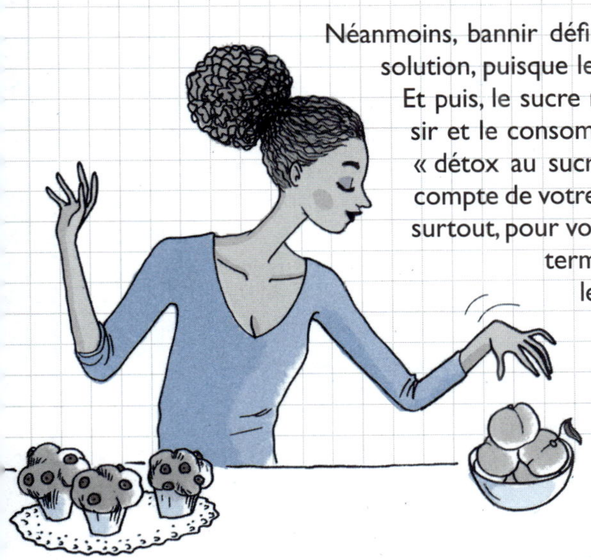

Néanmoins, bannir définitivement toute forme de sucre n'est pas la solution, puisque le plaisir est essentiel dans le fait de s'alimenter. Et puis, le sucre n'est pas un poison pour qui sait bien le choisir et le consommer avec parcimonie ! C'est l'intérêt de cette « détox au sucre » : elle est indispensable pour vous rendre compte de votre consommation de sucres ajoutés et raffinés et, surtout, pour vous habituer à manger moins sucré. Cette détox terminée, vous apprécierez les produits sucrés à leur juste valeur, **en petite quantité.**

Continuez à bien trier vos sucres et à manger équilibré : c'est le sésame pour garder votre poids de forme sur le long terme et préserver votre capital santé !

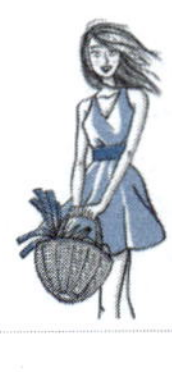

Mes adieux au sucre…

Avant de refermer ce cahier, **faites officiellement vos adieux au sucre raffiné**. Pour cela, complétez cette petite lettre.

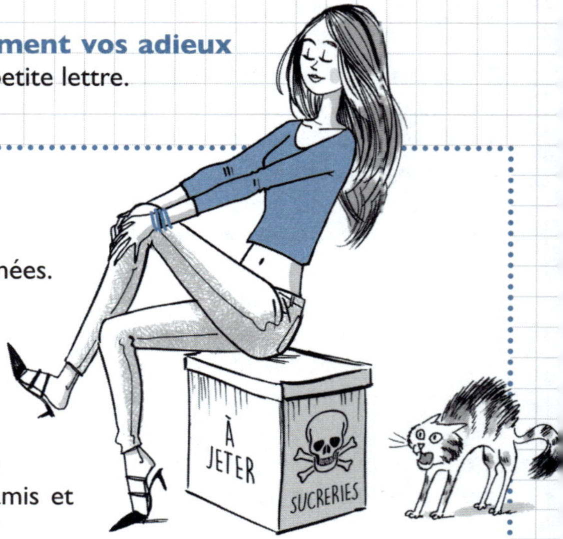

Sucre,

Tu es présent dans ma vie depuis … années. Je t'ai aimé tout de suite, très fort, à tel point que très vite je n'ai plus pu me passer de toi.

Il faut dire que tu étais toujours là. Pour les bons moments comme pour les pires : aux fêtes d'anniversaire, aux dîners entre amis et aussi lors de mes gros coups de blues…

Mais aujourd'hui, c'est décidé : il faut qu'on se quitte !

Sans toi, je me sens plus sereine, ma peau respire, j'ai retrouvé une belle énergie et une silhouette harmonieuse… Alors, entre nous, c'est fini ! Comprends-moi : notre relation était devenue toxique.

Je sais que cela va être dur… Tu vas me manquer, je serai tentée de revenir vers toi, mais je serai plus forte, je résisterai à tes diaboliques tentations. J'ai passé le cap des 3 semaines sans toi. Tu me faisais de l'œil, je me sentais parfois en manque, mais j'ai tenu bon et j'en suis sacrément fière !

Je n'ai qu'une chose à ajouter : oublie-moi !

Ta ~~dévouée, fidèle~~, mal-aimée

Signé :……………………………………………..

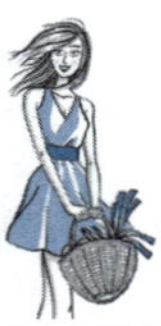

Vous avez aimé ce cahier ? Vous avez atteint vos objectifs ? Faites-le moi savoir ! Envoyez-moi un e-mail et vos commentaires à l'adresse suivante :

Marie-Laure André :
mlandreauteur@gmail.com

Carnet d'adresses

Pour trouver des produits à IG bas, notamment les graines de sarrasin, l'orge mondé, le riz basmati complet, mais aussi les sucres naturels (sucre de coco, complet, sirop d'agave…), dirigez-vous vers les magasins bio ! Vous en avez certainement un près de chez vous : La vie claire, Biocoop, Bio & Co…

Vous pouvez aussi acheter des produits bio sur Internet et vous faire livrer chez vous ou en point relais. Quelques sites sélectionnés spécialement pour vous :
http://www.greenweez.com
http://www.inakis.fr/alimentation-bio.html
http://leportailbio.onaturel.fr

Bibliographie

Marie-Laure André, *Mon cahier brûle-graisse*, éditions Solar, 2015
Marie-Laure André, *L'Index glycémique, le guide minceur et santé*, éditions Jouvence, 2014
Marie Chioca, *Mes bons desserts aux sucres naturels*, éditions Terre Vivante, 2013
Anne Dufour et Carole Garnier, *Mes petites recettes magiques antidiabète*, éditions Leduc.s, 2011
Michel Montignac, *IG Régime index glycémique*, Alpen Éditions, 2013
Pierre Nys, *Ma bible IG*, éditions Leduc.s, 2014
Géraldine Olivo, *Zéro sucre : desserts 100 % gourmands, sans sucres ajoutés ni édulcorants*, éditions Alternatives, 2015

Le portail officiel de la méthode Montignac : www.montignac.com/fr
Méthode basée sur les index glycémiques bas, vous y trouverez les index glycémiques par aliment. Vous pouvez aussi commander des produits à IG bas dans la boutique.

Et pour terminer, mon blog personnel : www.passionnutrition.com
Vous y trouverez de nombreux articles sur l'art de bien manger, des conseils pratiques et des recettes gourmandes.

Remerciements
Je remercie sincèrement Juliette Collonge pour son aide précieuse et ses conseils avisés lors de l'élaboration de ce nouveau cahier. Merci également à Mademoiselle Ève pour ses pétillantes illustrations.
Enfin, je remercie toute l'équipe des éditions Solar.

Découvrez tous nos cahiers pratiques et notre catalogue sur : www.solar.fr

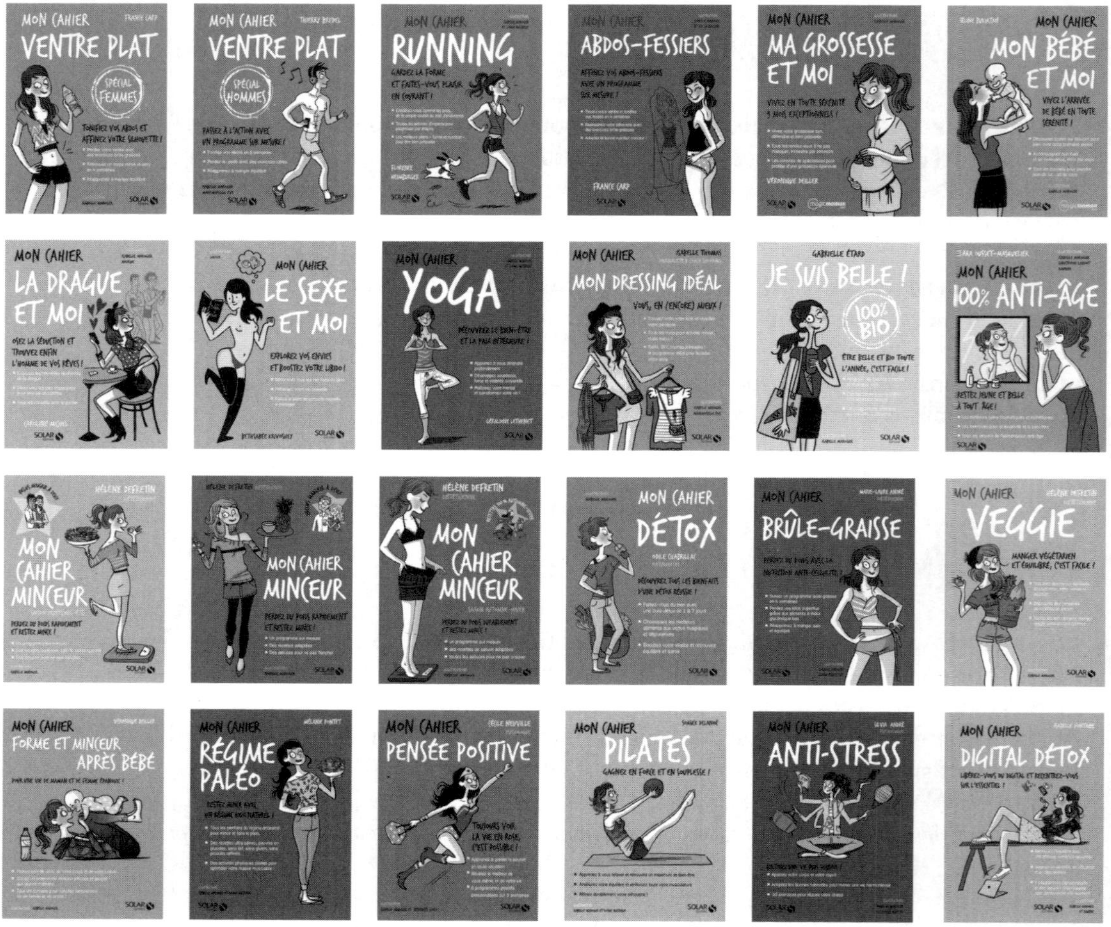

Direction : Jean-Louis Hocq
Direction éditoriale : Suyapa Hammje
Direction de collection : Juliette Collonge
Édition : Gwladys Greusard
Mise en page : Nord Compo
Conception et mise en couleur de la couverture : Stéphanie Brepson
Fabrication : Céline Premel-Cabic

ISBN : 978-2-263-07164-5 - Code éditeur : S07164/02 - Dépôt légal : janvier 2016
Imprimé en France par Laballery - 602451

Solar | un département place des éditeurs